Peter Eberhart

Mein Charakter
... und *ICH!*

Peter Eberhart

Mein Charakter ... und *ICH!*

Bibliografische Information Der Deutschen Bibliothek
Die Deutsche Bibliothek verzeichnet diese Publikation in der Deutschen Nationalbibliografie; detaillierte bibliografische Daten sind imInternet über http://dnb.ddb.de abrufbar.

Peter Eberhart

Mein Charakter ... und ICH!

2. Auflage 2012
ISBN: 978-3-00-026471-9
www.ganzheitsverlag.de

Das Werk ist urheberrechtlich geschützt. Nachdruck, Übersetzung, Entnahme von Abbildungen, Wiedergabe auf fotomechanischem oder ähnlichem Wege, Speicherung in DV-Systemen oder auf elektronischen Datenträgern sowie die Bereitstellung der Inhalte im Internet oder anderen Kommunikationsdiensten ist ohne vorherige schriftliche Genehmigung der Autoren auch bei nur auszugsweiser Verwertung strafbar.

Sofern in diesem Buch eingetragene Warenzeichen, Handelsnamen und Gebrauchsnamen verwendet wurden, auch wenn diese nicht als solche gekennzeichnet sind, gelten die entsprechenden Schutzbestimmungen.

Ganzheitsverlag – Sieper&Eisenmann GbR, www.ganzheitsverlag.de
Satz: Echters Textbüro, 86343 Königsbrunn
Umschlagabbildung: 1000-jährige Sukow Eiche mit den 2 Birken.
„Wie ein Tor zu einem langen Leben". Auf der Insel Usedom
Printed in Germany: Verlagsdruckerei Kessler, Bobingen

Hinweis: Die Ratschläge in diesem Buch sind von den Autoren sorgfältig erwogen und geprüft. Sie bieten jedoch keinen Ersatz für kompetenten medizinischen Rat. Jede Leserin und jeder Leser ist für sein eigenes Handeln selbst verantwortlich. Alle Angaben in diesem Buch erfolgen daher ohne jegliche Gewährleistung oder Garantie seitens der Autoren. Eine Haftung der Autoren für Personen-, Sach- und Vermögensschäden ist ausgeschlossen. Bei eventuellen Fragen wenden Sie sich an Ihren Arzt oder Heilpraktiker.

Inhaltsverzeichnis

Vorwort 9

1. Einleitung 11

2. Vier Elemente für die Gesundheit 17

3. Das Gehirn und unsere Gene – Gedankenkraft 19
- Einige Zahlen und Erläuterungen zum Gehirn 20
- Nicht unsere Fähigkeiten begrenzen unsere Leistungen, sondern unsere Ängste 21
- Das Trauma 23
- Das Unterbewusstsein 25
- Heilen 28
- Wenn wir nicht mehr vorwärts schauen fangen wir an zu sterben 29
- Die Organsprache 32

4. Vitamine – unsere Ernährung 35
- Wechselwirkungen der Nährstoffe 36
- Mangel durch Überdosierungen 37
- Vitamine und Spurenelemente 38
- Gegenspieler im Stoffwechsel 41
- Aminosäuren 46
- Wasser 47

5. Natürliches Vorkommen der Schüssler Mineralstoffe in den Nahrungsmitteln 51

6. Die Therapie nach Dr. Wilhelm Schüssler 55
- Wer war Dr. Schüssler? 55
- Was wird therapiert? 55
- Auf welchen Grundlagen basieren die Schüssler-Überlegungen? 56
- Wie werden Mängel ersetzt? 58
- Reihenfolge – Vorgehen. 59
- Die 5 Schüssler-Typen 61
- Die Elemente/Typen und ihre Qualitäten 62
- Der Sulfat Typ. 66
- Der Phosphat Typ. 68
- Der Chlorid Typ. 70
- Der 1 + 11 Typ. 72

7. Die 12 Dr. Schüssler-Salze und die ideale Ergänzung mit Pflanzen
→ das MinPlantiS-Prinzip 75
- Eine neue Überlegung führte zum Ziel 75
- Erklärungen zu wichtigen Begriffen 78
- Schüssler Nr. 1 80
- Schüssler Nr. 2 83
- Schüssler Nr. 3 86
- Schüssler Nr. 4 89
- Schüssler Nr. 5 92
- Schüssler Nr. 6 95
- Schüssler Nr. 7 98
- Schüssler Nr. 8 101
- Schüssler Nr. 9 104
- Schüssler Nr. 10 107
- Schüssler Nr. 11 110
- Schüssler Nr. 12 112

Die 15 Zusatzmittel 114

Gelüste entstehen durch Mineralstoffmangel! 119

Anwendungen nach Indikationen 120

Schlusswort 129

Literaturverzeichnis 133

Vorwort

Erlenbach, 6. August 2008

Das vorliegende Buch ist ein Stück meines eigenen Weges. Vor bald 30 Jahren begann dieser in einer Drogerie im schönen Simmental. Schon immer hat mich die Natur fasziniert, aber als ich dann einmal mein Fieber mit dem homöopathischen Mittel Ferrum phosphoricum innert Kürze zum Verschwinden brachte, war es um mich „geschehen". Diese Erfahrung beeindruckte mich so sehr, dass ich die verschiedenen Naturheilverfahren vertieft kennenlernen wollte. Bis zum heutigen Tag hat sich an dieser Einstellung nichts geändert. Mein Wissensdurst und Forschertrieb beeinflussen meine Arbeit nachhaltig.

Am Anfang waren es die Frischpflanzen Tinkturen, später kam die Homöopathie und Spagyrik hinzu, und die „Abrundung" habe ich mit den Schüssler-Salzen erfahren. Neben diversen Ausbildungen bildete mein Selbststudium von vielen Büchern die Basis für die heutige Tätigkeit. So begrüßt mich ein Kollege (wenn ich wieder einen Vortrag für ihn mache) jeweils mit den Worten: „Ich glaube, unser Dozent hat Dr. Schüssler im Blut".

Diese Erfahrungen ermöglichen es mir inzwischen, individuelle Beratungen in Zusammenhang mit Schüssler Salzen und den weiteren Naturheilmitteln zu machen. Bei vielen solcher Sitzungen wurde mir immer klarer, dass es nicht genügt, nur das richtige Mittel zu geben. Die Menschen müssen WOLLEN und sie müssen auch bereit sein Altlasten abzulegen, bevor sie den Weg der Gesundung gehen können. Zum Glück hilft die neuere Wissenschaft in Teilbereichen mit, denn es wurde bewiesen, dass Gedanken Energien sind und demnach einen Einfluss haben auf unsere Umgebung. Aus diesen Gründen ist dieses Büchlein entstanden. Ich will nicht jede Theorie in jedem Detail erläutern, sondern die wichtigsten Zusammenhänge darlegen und mit Beispielen dokumentieren.

"Es ist nicht so wichtig was wir denken, sondern was wir TUN!"

Ich habe einen Traum, ich möchte, dass genau SIE die Veränderungen die Ihr Leben weiter bringen, akzeptieren und durchführen. Auch wenn Sie 80 Jahre alt sind, pflanzen Sie einen Baum, der erst in 10 Jahren blüht. Setzen Sie sich zum Ziel, diese Blüten einmal zu sehen!

"Change – Wechsel"

ist DAS Thema unserer Zeit. Setzen wir es um in unserer Umgebung, im Gesundheitswesen und in der Politik.

"Es kommt auf Deine Träume an, nicht auf die Normen der Anderen"

Peter Eberhart

1. Einleitung

In der Zeit des Spezialistentums sind Generalisten nicht modern. Ich werde also ein nicht modernes Buch schreiben. Dabei werde ich die Zusammenhänge darlegen zwischen dem Menschen, den Dr. Schüssler Salzen, den Heilpflanzen und den Vitaminen respektive der Ernährung. Es ist das erste Buch über die Schüssler-Salze, das ALLE benötigten Aspekte in sehr kompakter Form berücksichtigt. Ich bin der Überzeugung, dass wir nur in dieser Vielfalt dem hochkomplexen Konstrukt „Mensch" gerecht werden.

Wir können technisch und in der Forschung noch so weit sein, es braucht diese natürlich auch, aber der Mensch und seine Möglichkeiten werden IMMER schneller respektive weiter sein. Vergleichsweise kommt es mir vor wie beim Sport und dem Doping: Bis die Kontroll-Labors so weit sind, haben die Sportler (oder ist es die Industrie?) schon eine neue Generation von Dopingmitteln im Gebrauch.

Daher sind die Gedanken vielleicht nicht modern, aber zeitgerecht und vielleicht auch zeitlos.

Unter dem Motto:

> *„Haltet den Geist nur auf die Sterne gerichtet, doch richtet euren Blick auf eure Füße damit ihr nicht fallt, wenn euer Focus zu weit emporsteigt".*

Getreu diesem Motto habe ich in diesem Buch harte wissenschaftliche Fakten (sofern das bei den Menschen möglich ist) mit dem Wissen der Naturheilkunde gemischt, und das Ganze mit meinen Erfahrungen aus den Kursen und Beratungen sowie einer Prise Intuition gewürzt.

Mein Charakter und Ich!

Ich bin überzeugt, dass unser Charakter und unser „ICH" den Verlauf der Krankheiten, und das Heilen mehr beeinflussen, als der Medizin lieb sein kann – oder lieb ist, oder mehr, als sie es wahrhaben will. Dazu 2 Beispiele:

So hat mir eine höchst qualifizierte Oberärztin der Chirurgie erzählt, wie sie eine erfolgreiche Operation an einer 32-jährigen jungen Mutter durchgeführt habe, und die junge Frau am Tag danach, ohne vorauszusehenden Grund gestorben sei.

.... oder ich denke an einen Fall mit „glasklaren" Leberbeschwerden und einer ungenügenden Reaktion auf die richtigen Naturheilmittel.

In beiden wohl sehr unterschiedlichen Beispielen lag die Ursache der Probleme nicht nur im medizinischen logischen Bereich, sondern auch in den persönlichen Konstellationen.

Es gibt neuere wissenschaftliche Studien die belegen, dass die Gemütslage der Patienten den Heilungsverlauf positiv oder negativ beeinflussen. Was für die moderne Medizin sensationell war – es wurde die Schlussfolgerung gezogen, dass die jetzigen Behandlungsmodelle überprüft werden müssten – war Paracelsus schon vor einigen hundert Jahren klar.

Was wir denken und fühlen beeinflusst jeden Menschen. Gedanken sind Energien, gefühlte emotionale Gedanken noch stärkere Energien, und die größte Kraft liegt in unseren TATEN. Glücklicherweise können wir dies heute messen, und die moderne Forschung am Hirn bestätigt die Abläufe. Vor noch nicht allzu langer Zeit wurden solche Äußerungen im besten Fall als alternative Träumereien abgetan, doch jetzt hat die medizinische Forschung in England diese langjährige These gestützt.

Aus diesem Grund habe ich auch das Kapitel über das Gehirn verfasst. Dabei waren mir die Teile des Gehirns wichtig, die für die

Emotionen und das Fühlen und Denken zuständig sind. Mit diesen Informationen ist es nachvollziehbar, dass es falsch ist, wenn wir uns nur mit den Krankheiten der einzelnen Organe befassen.

Der Mensch in seiner Gesamtheit ist zu komplex. Sein Charakter, sein „ich" wird die Medizin immer wieder „stolpern" lassen ... und dies ist gut so ... denn nur durch das Lösen von Schwierigkeiten kommen wir weiter. Es muss die Bereitschaft vorhanden sein, die eigenen Anlagen zu schulen, damit man erkennt, was man selbst falsch macht, um es dann korrigieren zu können. Man könnte auch sagen, „lernen aus Fehlern".

Der Mensch ist mit einem freien Willen ausgestattet, woraus sich besondere Entwicklungschancen ergeben, aber unter Umständen auch die Gefahr der Regression. Das gilt auch für das Festhalten an altem Groll. Das schädigt den Körper und macht ihn krank. Zudem hat man keinen Spaß mehr am Leben. Kaum lässt man den alten Groll ziehen und mistet bei sich aus, haben wir den benötigten Platz für etwas Neues und Besseres in unserem Leben.

Aus vorerwähnten Gründen ist es logisch, dass die Suche nach dem richtigen Typ (Charakter) bei den Schüssler-Salzen oder den Pflanzen für mich von zentraler Bedeutung ist. Mit dem richtigen Salz oder der richtigen Pflanze und einer ausgeglichenen Ernährung stärken wir die Menschen in ihrer Gesamtheit. Schon die gezielte Suche nach dem eigenen Typ, lässt die Leute mit sich beschäftigen. Sie werden sich bewusst welche Stärken und Schwächen sie haben und sie erhalten die Chance erfolgreich damit umzugehen.

Wenn wir nun mit den zusätzlichen Heilmitteln die Probleme der Organe berücksichtigen, und die Menschen bei der Beratung auf mögliche URSACHEN sensibilisieren, so werden wir dem schönen und komplexen Wesen des Menschen gerecht.

Ein solches Vorgehen entspricht in weiten Teilen nicht unbedingt dem heutigen Patientenverhalten. Es passt auch in kein Vergütungsmodell der Krankenkassen, und nicht ins Zeitmanagement der Ärzte.

Heute geht man zum Arzt, „liefert den Körper ab", fragt was er einnehmen muss, nimmt den Körper wieder zurück, und erwartet einen Volltreffer vom Arzt. Wo ist die Selbstverantwortung? Wem gehört denn der Körper?

Im ganzen Universum gilt das Prinzip von „Ursache und Wirkung". Es zeigt auf, dass nichts zufällig passiert. Wenn wir etwas als zufällig abtun, zeigt es nur auf, dass wir die Ursache nicht erkannt haben!

So ist die Frage erlaubt: Ist das heutige Verhältnis zwischen Patienten, Ärzten, der Pharmaindustrie und den Krankenkassen zufällig? Wohl kaum. Mit der modernen Medizin, die für jede spezielle Krankheit ein individuelles Mittel herstellt, lässt sich viel Geld verdienen.

Beispiel „Rheuma": Früher kannte man um die zehn Rheumaarten. Mit und ohne Entzündungen oder Deformationen an den Gelenken oder Muskeln. Heute werden weit über hundert Rheumaerkrankungen diagnostiziert. Es sind neu erklärte Kombinationen, aber man könnte diese immer noch bei den ursprünglichen Rheumaarten einordnen. Auch wenn man weit über 100 Rheumaarten diagnostiziert, man behandelt immer noch primär die Symptome. Wieso dieser Spezialisten-Unsinn? Zu jeder speziellen Rheumaerkrankung gehört wohl eine Professoren- oder Doktorarbeit, möglichst bald ein spezielles genmanipuliertes- oder sonstiges Hightech-Präparat, und so finanziert die Öffentlichkeit den florierenden Gesundheitsmarkt.

1. Einleitung

Viele Forscher verbringen ihr Leben in ihrem Laboratorium, und ihr berufliches und privates Selbstwertgefühl beruht – wie so oft – darauf, sich Anerkennung zu verschaffen, und nicht darauf, das Richtige zu tun. Die Mehrzahl bekommt nie einen Patienten zu Gesicht, Menschen, die Schmerzen haben, die unter ihren Lebensbedingungen leiden.

„Aufmerksamkeit zu erregen ist wichtiger als das Richtige zu tun."

Dieser gängige Umstand macht leider auch vor dem Gesundheitswesen nicht halt. Man kann das Prinzip von Ursache und Wirkung folgendermaßen ergänzen: „Wer sich über das Niveau der normalen Ursache erhebt, wird zu einer Ursache statt verursacht zu werden".

Wenn dieses Buch mithilft, vermehrt Menschen zu finden, die Gesundheit und Krankheit ganzheitlich betrachten wollen, so bin ich gerne Ursache von dieser Wirkung.

2. Vier Elemente für die Gesundheit

Es ist völlig klar, dass man zahlreiche Faktoren finden kann, die die Gesundheit in ihrer Ganzheit beeinflussen. Wie beim Beispiel „Rheuma" ist es möglich „Gesundheit" in alle Teile zu sezieren und die Anzahl der Teile wird ins Unermessliche steigen. Zuletzt wird es so sein, wie wenn Sie anfangen eine lebendige Pflanze auseinander zu schneiden und 100 % der Teile haben, Sie können sie noch so sorgfältig wieder zusammensetzen, sie wird nicht mehr lebendig.

Folgende vier Elemente erachte ich als grundlegend:
1. Gedanklich bereit sein, „etwas" zu bewegen für die Zukunft
2. Die Ernährung, Zusammenspiel Vitamine/Mineralstoffe
3. Die Dr. Schüssler-Salze
4. Kräuter, pflanzliche Heilmittel passend zu Dr. Schüssler-Salzen

Ich bin überzeugt, dass Dr. Wilhelm Schüssler seine Therapie als Basis-Therapie ansah (und fantastische Erfolge hatte) im Wissen darum, dass die Faktoren wie Emotionen/Gedanken, Ernährung und die Kraft der Pflanzen seine Therapie in der Praxis der Patienten unterstützen werden. Eine gesunde Ernährung, Kräutertees und ein soziales Umfeld waren damals selbstverständlicher als heute. Wenn Dr. Schüssler „spezialistengläubig" gewesen wäre, hätte er nicht die Einfachheit gesucht. Aus diesem Grund hat er seine „abgekürzte Therapie" gewählt, und viele Homöopathie Spezialisten so geschockt, dass er seine Theorie „Biochemie nach Dr. Schüssler" nennen musste.

Wenn ich also seine 12 Grundsalze mit Kräutern verbinde und darauf hinweise, dass die Vitamine in der Ernährung oder zusätzlich gegeben, eine wichtige Rolle spielen, so bin ich überzeugt, dass Dr. Schüssler an solchen logischen Ergänzungen Freude gehabt hätte.

Sorry Wilhelm, dass ich gewagt habe, dies aufzuschreiben …!

Kräuter, Tees, Ernährung mit Vitaminen und Mineralstoffen. Sind diese Bestandteile nun Heilmittel oder Lebensmittel? Dies ist mir eigentlich egal, Hauptsache wir werden gesünder!

3. Das Gehirn und unsere Gene – Gedankenkraft

Das momentan entscheidende Zentrum der neuen Wissenschaft vom Bewusstsein liegt am Queen Square in London. Hier am University College benutzten die Forscher die Magnetresonanztomografie nämlich nicht dafür Erkrankungen zu suchen, sondern das Zentrum von unserem sozialen Wesen zu lokalisieren, jenes Areal des Gehirns, das uns die Fähigkeit verleiht, das zu erkennen, was andere denken und fühlen.

Mit diesen neuen Technologien können Wissenschaftler zum ersten Mal Gehirnstrukturen in Aktion beobachten, können mitverfolgen was geschieht, wenn wir denken und fühlen und wie sich das Gehirn in dem Maße verändert, wie wir wachsen und auch uns selbst verändern. Unser Gehirn, mit dem wir auf die Welt kommen, beeinflusst unser Denken und unser Verständnis der Welt; *aber unsere Erfahrungen und unser Denken beeinflussen umgekehrt auch die biologische Struktur des Hirns. Das heißt demnach auch, dass unsere Erfahrungen die Struktur des Gehirns verändern.*

Diese Darstellung wird auch tagtäglich gestützt durch viele eineiige Zwillinge. Genetisch identisch fangen diese ihr Leben an. Im Laufe der Zeit vollführen sie zunehmend primär körperliche Differenzen. Ein Zwilling macht z.B. Allergien wie Asthma oder Hautausschläge durch, oder leidet an Verdauungsbeschwerden, während der andere Zwilling nichts davon hat. Die Zwillinge entwickeln mit fortschreitendem Alter in einem ganz bestimmten Merkmal, dem sogenannte Methylierungsmuster ihrer DNA zunehmende Unterschiede. Methylgruppen sind Anhängsel, die die Zellen flexibel an speziellen DNA-Abschnitten anbringen und wieder entfernen können.

Solche molekularen Unterschiede können auch erklären, wieso sich Zwillinge unterschiedlich entwickeln können. Die genetischen Informationen in der DNA sind in ihrem genetischen Code gespeichert, dabei werden aber nicht alle Informationen benutzt.

Dies wurde in einer aktuellen Studie des Krebsforschungszentrums in Madrid belegt. Solche Gegebenheiten werden durch die so genannte Epigenetik ergründet. Sie ergründet, welche Prozesse im Konzert von Tausenden von Genen, die einen Organismus prägen, Ordnung schaffen. Dabei reagiert das Erbgut der meisten Lebewesen auf Umwelteinflüsse viel flexibler als bisher angenommen. Es entwickelt sogar ein Gedächtnis, das sich auf die Nachkommen überträgt.

Besonders erwähnenswert scheint mir bei diesen Forschungsresultaten die Feststellung, dass nicht nur die Pharmazeutika Abdrücke in der epigenetischen Blaupause hinterlassen, *sondern auch die Ernährung und das Verhalten!*

Einige Zahlen und Erläuterungen zum Gehirn

Innerhalb von einem Monat nach der Befruchtung von einem Ei, besitzt der Fötus schon ein erkennbares Gehirn. Im Verlauf von neun Monaten im Mutterleib werden im Durchschnitt 250 000 neue Gehirnzellen (Neuronen) pro MINUTE! produziert, in wichtigen Arealen manchmal bis zu 500 000 pro Minute.

Bei der Geburt sind im Babygehirn 99,9 % von etwa 100 Milliarden Neuronen vorhanden, die es je haben wird. Das Gewicht beträgt zu diesem Zeitpunkt weniger als 500 Gramm. Die Verdreifachung des Gewichts bis zum Erwachsenenhirn, (ca. 1500 Gramm) ist auf die quantitative und qualitative Zunahme von Verbindungen zwischen den Neuronen zurückzuführen.

3. Das Gehirn und unsere Gene – Gedankenkraft

Diese Verbindungen werden von Axonen gemacht, langen, kabelähnlichen Nervenzellenfortsätzen, die wachsen und sich verzweigen. Die zentrale Struktur eines Neurons, der Zellkörper, wird in Tausendstelmillimetern gemessen. Die Verbindungen untereinander, die Axone, können bis zu einem Meter lang werden. Würde man alle Gehirnneuronen und ihre Verbindungen hintereinander anordnen, würde dies eine Strecke von mehr als 3 Millionen Kilometer ergeben!

Beim Gehirn vom neugeborenen Kind sind die Neuronen noch wenig miteinander verknüpft. Der Neocortex des Neugeborenen, jener Teil des Gehirns, der später für die Absichtserkennung, die Theoriebildung, das Urteilsvermögen und das Einfühlungsvermögen in fremdes Bewusstsein zuständig ist, ist zu diesem Zeitpunkt noch schlecht mit dem restlichen Gehirn verbunden.

Das Potenzial für die Verknüpfungen ist jedoch riesig groß. Durch Wachstum und Verzweigung seiner Axone knüpft jedes Neuron Verbindungen zu durchschnittlich 10 000 anderen Neuronen, diverse machen aber Verbindungen zu mehr als 100 000.

Im Gehirn gibt es deutlich mehr potentielle Verknüpfungen als Atome im Universum!

➔ *darum gilt: der Geist muss gefordert sein, damit er sich entwickelt!*

Nicht unsere Fähigkeiten begrenzen unsere Leistungen, sondern unsere Ängste!

Je intensiver Wissenschaftler das menschliche Bewusstsein erforschen, desto klarer finden sie heraus, dass wir zu mehr fähig sind, als wir uns vorstellen. So haben Hemmungen ihre Ursachen hauptsächlich in der Angst, Scham oder anderen komplizierten Gefühlen. Starke Angstgefühle erschweren geradliniges Denken;

in extremen Fällen setzt der Verstand aus. Selbst eine kleine Angst kann ein Störfaktor sein für unser Bewusstsein.

So ist das Motto klar wenn ich die Menschen dominieren will: „Halte die Menschen in Angst, und du kannst sie beherrschen". Im Frieden würden sie sich zu Individuen entwickeln und erforschen, was wirklich in ihnen steckt. Das ist eine Gefahr für das Establishment. In Kurzform heißt dies:

„Angst ist Herrschaft, Friede ist Freiheit"

Eine kleine, mandelförmige Struktur an der Hirnbasis, die Amygdala (Mandelkern), macht uns Angst, weil Angst uns vor Gefahren zurückschrecken lässt. Für die Entwicklung der Menschen ist dies grundsätzlich eine der wichtigsten Funktionen des Gehirns.

Ein Organismus, der Gefahren meidet, verschafft sich einen hohen adaptiven Vorteil, denn wenn ein Lebewesen Gefahren nicht meidet, geht es leicht zugrunde. Was von Natur aus ein großer Vorteil sein kann, wird heute vielfach missbraucht.

Es ist enorm vorteilhaft, den Menschen Angst zu machen. Mit Angst bringt man die Leute dazu, zu etwas „ja" zu sagen obschon „der Bauch" nein sagt. Mit Angst kann ein enormer Umsatz gemacht werden. „Gehen Sie ja nicht dahin, es ist gefährlich", „wenn Sie das nicht machen, könnten Sie krank werden", wenn Sie dem Spitalbau nicht zustimmen, ist die Versorgung gefährdet" usw.

Die Amygdala ist also die Basis für die emotionale Informationserfassung. Um die wahren Meisterleistungen zu erbringen, wird dieser Gehirnteil mit dem Neocortex verknüpft, und der Neocortex entscheidet, ob die Reaktion der Amygdala auf ein Geschehen einen Sinn ergibt. Diese Zusammenarbeit ist die Basis für unseren Intellekt, die Fantasie und unsere Kommunikation.

Die Amygdala ist auch der Sitz unseres emotionalen Wissens. Wenn wir bei einer Sache oder einer Person ein ungutes Gefühl haben, wenn uns ein sechster Sinn rät, links zu gehen statt rechts, oder eine Person zu meiden, oder auf der Hut zu sein, oder etwas aus dem Bauch heraus wissen, dann wissen wir das über die Amygdala.

Die Amygdala reagiert ständig emotional auf unsere Wahrnehmungen, bevor der Neocortex manchmal beurteilen und reagieren kann. *Die Amygdala nimmt auch vieles auf, was außerhalb der bewussten Wahrnehmung ist.* Darin liegt ein wichtiger Grund, warum Emotionen oft scheinbar grundlos auftreten. Ein verärgerter Blick, ein verführerisches Augenzwinkern können bei unserer Amygdala eine Reaktion auslösen und wir finden vielleicht nie heraus, wieso dies so war.

Das Trauma

„wir leben in einem Körper, sind aber nicht der Körper"

In der Medizin wird ein Trauma als Wunde definiert, die durch Gewalt verursacht wird, die gegen den Körper gerichtet ist, z.B. blutendes Gewebe oder gebrochene Knochen. Eine geistige Wunde wird ausgelöst durch Gewalt, die gegen die Seele gerichtet ist, Angst, Schock oder Entsetzen.

Der Geist und der Körper sind so eingerichtet, dass sie mit Traumata umgehen können. Wäre dies nicht der Fall, wären wir alle verkrüppelt oder tot. Die meisten Wunden verheilen gut, manche hinterlassen hässliche Narben, geistiger oder körperlicher Art. Dabei sind die geistigen Beschwerden vielfach nachhaltig prägender als die körperlichen Wunden. Um sich die unangenehmen Gefühle vom Leib zu halten, flüchten viele in ein zwanghaftes Verhalten – Arbeitswut, Bulimie, Geschwätzigkeit oder Fitnesswahn. Alles Maßlose also.

Ohne eine bewusste Aufarbeitung von einem geistigen Trauma, ist eine Heilung von chronischen Krankheiten ab einem bestimmten Stadium vielfach blockiert. Gibt man dem Heilungsprozess von einem Trauma zu wenig Zeit, verschlimmert sich das Trauma. Es entstehen Narben, und die Verletzungen sind vielfach nicht mehr auszukurieren und schwächen den Organismus. Doch bei jedem Heilungsprozess muss zu einem bestimmten Zeitpunkt der verletzte Teil erneut gefordert werden, damit er die Chance erhält wieder kräftiger zu werden.

Wir leben in einer merkwürdigen Zeit. Einerseits gibt es eine zunehmende Bereitschaft zu glauben, dass schreckliche Erlebnisse zu Traumata führen mit langjährigen geistig-seelischen Erkrankungen. Anderseits nimmt der Glaube an die Heilkräfte der Liebe und der zwischenmenschlichen Verbundenheit ab.

Trotz zunehmenden wissenschaftlichen Nachweisen, dass Beziehungen die Struktur des Gehirns verändern, geht die vorherrschende Theorie dahin, dass psychologische Schäden zwar von Menschen verursacht werden, aber letztlich nur durch Medikamente geheilt werden können. Dieser einseitige Theorie-Ansatz greift längerfristig wohl zu kurz.

Wie bei der Angst, ist für das Stressmanagement die Amygdala zuständig. Sowohl Stress als auch Angst sind Warnsignale. Angst ist im übertragenen Sinn das rote Licht: Stopp, Gefahr! Stress signalisiert das orange Licht: Achtung mögliche Gefahr!

Das Unterbewusstsein

"das Unterbewusstsein ist Erinnerung"

Aus evolutionärer Sicht gibt es einen Sinn, dass schmerzhafte, Furcht einflößende Verknüpfungen nie ganz verschwinden. Wenn uns etwas in der Vergangenheit Verletzungen zugeführt hat, warum sollte uns das Gleiche nicht noch einmal in der Zukunft widerfahren? Unter gefahrvollen Umständen stellt dies eine notwendige Anpassung dar, sollte sich aber das Umfeld positiv verändern, so werden wir von diesem Reaktionsmuster blockiert.

Diese Gedanken/Reaktionsmuster haben eine eigene Kraft. Diese Kraft respektive Energie ist von destruktiver Natur. Sie ist deshalb destruktiv, weil sie sich nicht auf die Zukunft und den Frieden konzentriert, sondern rückwärts gerichtet ist. In dem Maße wie wir uns auf negative vergangene Ereignisse konzentrieren, in dem Maße verlieren wir die positiven gesundheitsstärkenden Energien.

Die Teile in unserem Körper, die für die Säuberung von „Abfällen" verantwortlich sind, funktionieren zunehmend schlechter. So wird Wut einen Abbauprozess in der Lebergegend in Gang setzen. Beziehungsprobleme werden sich in der Darm- und Nierengegend manifestieren. So hat jede Emotion einen Teil im Körper, den sie ihr eigen nennt (siehe Kapitel Organsprache) und jeder Gedanke der nicht im Einklang mit Wahrheit, Friede, Verständnis und Liebe ist, wird ein Ungleichgewicht in unserem physischen Selbst zur Folge haben. Dieses Gleich- resp. Ungleichgewicht ist eine der größten Herausforderungen, die einen Einfluss auf unsere Gesundheit und unser Glück im Leben haben.

Wie vielfach im Leben haben wir auch hier **2 Gegensätze:**

2 Energien die vorausgerichtet sind, und eine die rückwärtsgerichtet ist.

Vorwärtsgerichte Energien sind:	rückwärtsgerichtete Energien sind:
➔ die Energie des **Denkens** im Gehirn	➔ die Energie der Vergangenheit
➔ die Energie der Aktivität im Herz	= die Bremse in der Milz

Die Lebensenergien müssen so häufig wie möglich im Gleichgewicht sein, um eine Harmonie zu schaffen, die es erst ermöglicht, gesund zu sein oder wieder gesund zu werden.

Folgende Punkte finde ich wichtig auf diesem Weg:
- Akzeptieren Sie die Situation wie sie ist.
- Sie können etwas bedauern, aber lassen Sie sich nicht gefangen nehmen von diesen Gedanken.
- Schauen Sie nach VORNE, und gehen Sie Ihren Weg.
- was Sie tun ist wichtig, was Sie SIND und leben ist wichtiger.

Philosophisch ausgedrückt kann man es auch so sagen:
- Wir müssen nicht Liebe machen sondern Liebe sein
- Wir müssen nicht Wahrheit machen sondern Wahrheit sein
- Wir müssen nicht Freiheit machen sondern frei sein
- Wir müssen nicht Frieden machen, sondern Frieden sein

Genau die Faktoren, die uns als Mensch beeinflussen, sind auch wichtig bei der Herstellung von Naturheilmitteln. Wenn die Heilpflanzen mit Liebe und Sorgfalt angepflanzt und verarbeitet werden, so werden wir auch ein wirksameres Heilmittel erhalten. Das Gesetz von Ursache und Wirkung gilt auch hier.

3. Das Gehirn und unsere Gene – Gedankenkraft

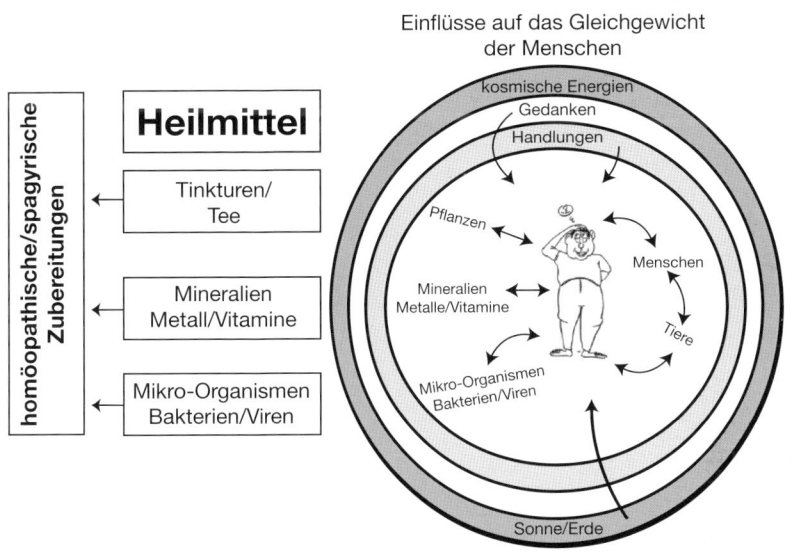

Was meine ich mit oben abgebildeter Darstellung?

Menschen, Tiere, Pflanzen, Mineralien und die Mikroorganismen nehmen Einfluss auf unser Gleichgewicht, und sie sind auch Teil der Therapien. Bei den Menschen ist dies uns klarer, aber bei den Tieren?

Ja, Tiere sind vielfach wichtig im Alter und bei den Kindern. Im Alter sind Tiere manchmal die letzten Weggefährten und haben einen großen Einfluss auf die Lebensqualität und bilden demnach einen Therapiefaktor. Pflanzen, Mineralien/Vitamine sowie die Mikroorganismen sind vielfach Teil der Therapien, aber der Mensch nimmt auch Einfluss auf diese Faktoren. Einfluss mit seinen Handlungen und Gedanken. Diese „Spieler" auf der Erde sind wiederum Teil des Universums, das uns stärker beeinflusst als wir glauben.

So ist es kein Zufall, dass die Baldrianwurzel bei abnehmendem Mond mehr Wirkstoffe hat als bei zunehmendem Mond, (die Energien fließen in die Wurzeln) und die Birkenblätter sind bei zunehmendem Mond gehaltvoller, da die Energien nach „oben" fließen.

Wenn wir Naturheilmittel herstellen, so nehmen die gleichen „Spieler" Einfluss auf das Resultat und das Gelingen der Heilmittel.

Menschen, Tiere, Pflanzen, Sonne/Erde – das Universum und die Heilmittel, gehören untrennbar zusammen.

Heilen

Wir leben in einem Reich von lauter Gegensätzen. Diese Gegensätze existieren in der Natur und in uns selbst. Es sind die beiden Extreme, die aber auf einer Themenebene im Körper und in der Natur existieren!

Für die Natur möchte ich folgende Beispiele erwähnen:

Tag/Nacht

Wärme/Kälte

Licht/Schatten

Sonne/Mond

Negativer Strom/positiver Strom (Elektrizität)

Anziehende oder abstoßende Magnete

Beim Menschen haben wir genauso viele Beispiele:

Stille ruhige Menschen/hochemotionale Menschen

Das Herz zieht sich zusammen, und lässt wieder los

Wir machen unsere Augen auf und zu

Wir nehmen Sauerstoff auf und geben ihn wieder bei der Atmung ab

Wir können LIEBEN oder hassen

Daher habe ich „heilen" so definiert:

→ *Heilen ist das Herbeiführen eines Gleichgewichtes im eigenen Umfeld und im Reich der eigenen Gegensätze.*

Um dies zu erreichen bin ich überzeugt, dass wir die Gegensätze leben müssen, um das Gleichgewicht zu behalten. Um dieses Ziel zu erreichen, bringen uns Freundlichkeit, Menschenliebe und gegenseitige Toleranz weiter als aggressive Methoden. Da kommt mir folgende Geschichte in den Sinn:

Der Wind und die Sonne diskutieren, wer stärker sei. Der Wind prahlt, ich kann Häuser abdecken, Springfluten auslösen und Bäume entwurzeln. Er fordert die Sonne zum Wettstreit heraus. Die Sonne lächelt nur. Erbost deutet der Wind auf einen alten Mann der mit einem Mantel daherspazierte. Der Wind sagt, wer dem Mann den Mantel abnehmen könne, der sei der Sieger.

Der Wind blies mächtig und kalt auf den alten Mann ein, doch je mehr er tobte und heulte, umso mehr hüllte sich dieser in seinen Mantel. Schließlich musste der Wind verärgert aufgeben, und überließ der Sonne das Feld.

Die Sonne trat hervor, und tauchte den Mann liebevoll in ihr Licht und ihre Wärme. Es ging nicht lange, und der Mann zog seinen Mantel aus.

Wenn wir nicht mehr vorwärts schauen, fangen wir an zu sterben

Eines haben viele Menschen gemeinsam; es ist die Angst Fehler zu begehen. Sie fürchten die Folgen, die Fehler nach sich ziehen können. Menschen sagen oft, dass sie einen Fehler gemacht haben, als sie den Beruf wechselten, umzogen, ein Auto kauften oder heirateten. Sie wollen solche Irrtümer nicht mehr machen, und unterliegen dem Gedanken „wenn ich dies gewusst hätte ..., dann hätte ich dies nicht gemacht oder wäre nicht hier". Probieren Sie nicht, es allen Leuten „recht machen" zu wollen, denn

„Leute, die es allen recht machen wollen, geben ihre eigene Macht ab!" (... und sind meistens verärgert darüber).

Bleiben Sie wo Sie sind, vielleicht im Fehler, und stehen Sie zu Ihrem „Tun" und Ihrer Vergangenheit, denn es gehört zu Ihnen. Es ist Ihr Leben, das Sie leben, um weiter zu kommen. Es ist Ihr ganz individueller Weg der Entwicklung, den nur Sie selbst gehen können. Die Kraft die Sie aus dem „Aufstehen" nach Niederlagen schöpfen, wird Ihre Kraft für die Zukunft.

Die mögliche Wahrheit ist, dass Sie keinen Fehler gemacht haben. Im Moment in dem Sie entschieden hatten, war die Entscheidung richtig. Vielfach ändern sich die Umstände, und was als eine gute Entscheidung begann, ist es später nicht mehr. „Ich würde diesen Fehler nicht mehr machen" ist ein Satz, den man immer wieder hört. Ich finde jeweils, dass es KEIN Fehler war zu jenem Zeitpunkt.

Wenn man nicht akzeptieren kann, dass sich die Welt und die Menschen darin verändern, und sich unser Leben auch verändern muss, werden wir auf der Strecke bleiben.

Fällen Sie eine *neue Entscheidung* und holen Sie sich Ihr Glück zurück, denn die Welt und unser Leben unterliegt der stetigen Veränderung. Situationen können sich innerhalb von Tagen oder Stunden ändern, respektive wir vermuten, dass dies so ist. In den meisten Fällen findet die Veränderung langsam und stetig statt, wir weigern uns aber „es" zu sehen, bis wir an einem bestimmten Punkt angelangt sind, wo wir dies unmöglich ignorieren können. Wenn wir die Veränderungen verweigern und fürchten, so werden wir in unserer Weiterentwicklung blockiert – und wir werden durch Schicksalsschläge in unserem Leben gezwungen, wieder an diesem Thema weiter zu arbeiten.

„Wenn Du etwas fürchtest, wird es in Dein Leben kommen, damit Du es Dir anschauen kannst."

Es gibt viele Menschen, die gezwungen wurden „etwas" (Job, Menschen) hinter sich zu lassen, von dem sie glaubten sie können nicht ohne es leben. Später haben sie herausgefunden, dass das neue Leben viel besser ist, als dasjenige, das sie aufgegeben haben.

Weshalb sträuben wir uns so sehr gegen Veränderungen? Es ist die kleine Emotion namens Angst. Angst blockiert die Veränderung. Die meiste Zeit verbringen wir damit, Ausreden zu suchen um nicht der Angst in die Augen zu schauen und Veränderungen durchführen zu müssen. Wir fürchten uns vor dem Unbekannten, halten Ausschau nach Ausreden, und machen andere für unseren Frust und unsere Situation verantwortlich.

Nach meiner Erfahrung sind genau solche Blockaden vielfach Ursache von schwer nachvollziehbaren Krankheiten. „Komischerweise" trifft es vielfach nicht irgendein Organ, sondern das Organ das zu diesem Frust oder zu dieser Blockade passt. Ich zeige Ihnen im folgenden Kapitel auf, welche Emotionen welche Organe bevorzugt treffen.

Bei den vorangegangen Emotions-Beschreibungen geht es mir um gewöhnliche Situationen, um Menschen, die jeden Grund haben glücklich und zufrieden zu sein. Sie sind es aber nicht, weil sie sich fürchten, Veränderungen in ihrem Leben zuzulassen. Also keine Ausnahmesituationen wie Kriege oder andere grauenvolle Ereignisse.

Mir graut vor dem Gedanken, am Ende meines Lebens diese Erde zu verlassen und zu denken, „waren das vergeudete Jahre…, wieso habe ich die Chancen und das Glück nicht gepackt?"

Die Organsprache

Aus vorgenannten Überlegungen und aus naturheilkundlicher Sicht ist die sogenannte Organsprache unbestritten. Die Organsprache zeigt auf, welche Organe auf die Emotionen reagieren. Meistens sind dies Belastungen, und wenn diese längerfristig stattfinden, erfolgen vielfach Erkrankungen daraus. So sind uns folgende Redewendungen seit Jahrhunderten bekannt:

- „was ist Dir über die Leber gekrochen?" oder
- „ihm ist das Herz gebrochen"

Es sagt nicht anderes aus, als dass man schon viel früher erkannt hat, dass Menschen, die sich viel ärgern, zornig sind, schlecht vergessen können, „dies schlecht verdauen" und Leberprobleme aufweisen. Beim Herz ist es dasselbe. Wenn das Herz gebrochen ist, stecken vielfach persönliche emotionale Gründe wie die Liebe zu seinem Partner/in oder zu den Kindern oder Eltern dahinter. Es ist absolut notwendig, dass man sich über die Ursachen im Klaren ist, und dass man daraufhin etwas ändert. Ansonsten wird es immer wieder Rückfälle geben. Ob dies nun das Herz, die Leber oder Niere sei, dieser Mechanismus existiert.

Aus diesem Grund liste ich hier diese Zusammenhänge auf. Da dies keine exakte Wissenschaft ist, könnte man über die eine oder andere Formulierung diskutieren, aber das Grundmuster wird stimmen.

3. Das Gehirn und unsere Gene – Gedankenkraft

Organe	Emotionen die zum Organ gehören
Kleinhirn, Hinterkopf	GLAUBENSMUSTER, Glaubenssätze
Großhirn	Kontrolle, Vernetzung
Schläfenhirnlappen	Lebensanteilnahme
Hinterhauptlappen	Wissen und Weisheit
Stirn	Konfrontation *gedanklich*
Hypophyse	KONTROLLE, zuviel und zuwenig, Drüsensteuerung
Ohr	ÄNGSTE, Unsicherheiten
Augen	TOLERANZ, Wut, „sehen"
Nase	TRAUER, Depression
Mund	viel/wenig KONVERSATION, grübeln
Schilddrüse	KREATIVITÄT, Hormone beeinflussen
Nacken	vergangene ERFAHRUNGEN
Schulter	LAST des Lebens, Erfahrungen
Achsel(höhle)	Annahme/Ablehnung ➔ Lebensaufgabe, LYMPHE
Oberarm	HANDLUNGSSPIELRAUM, Gerechtigkeit
Speiseröhre	KOMMUNIKATION, was von Innen nach Außen will
Lunge	TRAURIGKEIT, Reizüberflutung durch Informationen
Herz	LIEBE, Beziehungen, Sendungsbewusstsein
Thymusdrüse	WEHREN, physisch ➔ auch gegen Infekte
Magen	grübeln, Sorgen „machen"
Bauchspeicheldrüse	Fülle, SÜSSE im Leben, Freude + Spaß, Beziehung ➔ oder das UMGEKEHRTE
Milz	MITGEFÜHL und Ego-Ebene, speichert das Qi, Lebenselexier
Leber	Wut, Ärger, unglücklich sein ➔ Toleranz mit Außenwelt (Autoimmun-Erkrankungen)
Zwölffingerdarm	Kontrolle, Mangel an Kritikfähigkeit

Mein Charakter und Ich!

Dünndarm	LIEBESFÄHIGKEIT, negatives Denken, → was nehme ich mir heraus → ich nehme mir im Leben was ich möchte
Dickdarmbereiche	FREUDE bis TRAUER
Becken, Hüfte	Flexibilität, Stabilität, Geburt seelisch-geistiger Entwicklung
Gallenorgane	Hingabefähigkeit
Harnbereiche	Wasserhaushalt, Emotionen, im Fluss des Lebens
Nieren	BEZIEHUNGEN, Partnerschaft, ALLE Verbindungen
Nebennieren	STRESS
Fortpflanzungsorgan	Geschlechtsrolle, sexuelle Gefühle, Leben, Geburt
Wirbelsäule	aufrichtig sein
Füße	Verwurzelung mit Erde, Standfestigkeit
Knie	nachgiebig sein → beugsam sein
Ellbogen	durchsetzen

4. Vitamine – unsere Ernährung

Die Gesundheit der Menschen ist das Resultat aus genetischer Ausstattung, Umweltfaktoren (Unfälle, Infekte), Ernährung, sozialen Bedingungen, Bewegung und Rauchen. Es wird immer wieder festgestellt, dass es keine Maßnahme zur Vorbeugung von Krankheiten gibt, die kostengünstiger und wirkungsvoller ist als eine richtige Ernährung. Es ist davon auszugehen, dass zu Zeiten von Dr. Schüssler die Nahrungsaufnahme eine viel wichtigere Rolle gespielt hat als heute. Für die Ernährung hat man proportional viel mehr Zeit und Geld aufgewendet und man hat sich so ernährt, wie es zur Gegend gepasst hat. Dies tönt sehr altmodisch, hat aber handfeste Gründe.

Ob wir im Norden am Meer leben mit viel Licht im Sommer und einer jodhaltigen Nahrung (Fisch), oder ob wir in Zentraleuropa wohnen mit anderen Licht- und Ernährungsgewohnheiten, ist für unsere Gesundheit bedeutend. Wenn die Mitteleuropäer denken, mit einer südeuropäischen Ernährung hätten wir weniger Herzinfarkte, so vergessen diese Propheten, dass unsere Umweltfaktoren (Wärme, Licht, Stress) auch anders sind und sie könnten einem eventuell tödlichen Irrtum unterliegen.

Wenn sich Dr. Schüssler möglicherweise keine Gedanken zu den Nahrungsmitteln gemacht hat, so war dies zu jener Zeit eventuell noch nicht so wichtig. In der heutigen Zeit, in der wir Passionsfrüchte, Litchi, Ananas, Lachs, Oliven und Käse mit Schinken durcheinander essen, passt unsere Nahrung nicht mehr unbedingt zur Gegend. Die Bedeutung der Dr. Schüssler-Salze und die Funktion der Vitamine erhalten ein ganz anderes Gewicht.

Der Mensch is(s)t nicht vernüftig sondern emotional. Forscher weisen darauf hin, dass die Wörter „Essen" und „sich ernähren" eine unterschiedliche Bedeutung haben. Das eine Tun ist emotional, das andere rational. Das Wissen um eine gesunde Ernährung hat noch lange kein logisches Handeln zur Folge, das zu mehr Gesundheit führen würde. Aus diesem Grund scheitern viele Ernährungstheorien. So scheitern vielfach auch die vielen einseitigen Diäten, und der „Pingpong"-Effekt wirft die Menschen hinter ihre Startlinie zurück. Gegen die menschliche Unvernunft ist noch kein Nährstoff gefunden worden.

Die Komplexität der Ernährung mit ihren Wechselwirkungen, den „Gegenspielern" innerhalb von Vitaminen, Mineralstoffen und Spurenelementen zeigt deutlich auf, dass einseitige Diäten längerfristig wohl meistens scheitern müssen.

Ich habe nur eine Ernährungstheorie gefunden, die mich überzeugt. Es ist die sogenannte „Bedarfsorientierte Ernährung" nach Heinrich Tönnies. Er geht bei seiner Theorie davon aus, dass jede Zelle ein eigenes Individuum ist mit einem Eigenleben. Jede dieser Zellen hat ein fein differenziertes Innenleben, mit einem komplexen Stoff-, Strom- und Enzymaustausch. So ist es nicht verwunderlich, dass nach Tönnies Ernährungslehre eine Kombination von tierischen und pflanzlichen Nahrungsmitteln erlaubt und erwünscht ist. Mit seiner Theorie berücksichtigt er *den Rhythmus des Lebens*, die Wach- und Schlafphasen, sowie den zeitlichen Ablauf des Drüsen- und Stoffwechselgeschehens innerhalb von 24 Stunden. Ein eingehendes „Studium" seiner Theorie finde ich lohnenswert.

Wechselwirkungen der Nährstoffe

Nicht nur nach Tönnies Theorie wird gesagt, dass Vitamine als Einzelsubstanz oft erst dann wirken, wenn zu deren Aufnahme die notwendigen spezifischen Spurenelemente vorhanden sind oder dazugegeben werden.

4. Vitamine – unsere Ernährung

Einzelsubstanzen verursachen bei unsachgemäßer Ernährung eine Verarmung an den Substanzen im Organismus, die *in Zusammenhang* mit diesen Einzelsubstanzen verbraucht werden; es entstehen dann andere Mängel.

Tönnies und viele andere Forscher kommen daher zum Schluss, dass sich Vitamine und Spurenelemente im Stoffwechsel gegenseitig benötigen. Erst wenn alle benötigten Substanzen vorhanden sind, können auch Mängel behoben werden. Dieser Mechanismus ist von großer Wichtigkeit für den Erfolg der Schüssler-Salze. So ist zum Beispiel das Vitamin B1 und Vitamin B2 besonders wichtig im Zusammenhang mit Magnesium, das bei den Nervenfunktionen eine tragende Rolle spielt.

Herr Tönnies hat auch hier Aussagen gemacht über den Verbrauch der passenden Vitamine im Zusammenhang mit den Schüssler-Salzen. Aus diesem Grund empfehle ich jeweils ein natürliches pflanzliches Aufbaupräparat mit einem *breiten Angebot* an Vitaminen, Mineralstoffen und Spurenelementen. Auch hier gilt das Gesetz vom Minimum, dass ALLE Stoffe zumindest in geringster Menge zur Verfügung stehen müssen. Da die Schüssler-Salze eine Art Türöffner für die benötigten Stoffe spielen, sollten diese leicht verfügbar sein. Dabei ist die Dosierung weniger wichtig als die gute Verfügbarkeit und das Vorhandensein. Ich komme zunehmend zur Überzeugung, dass die hochdosierten Vitamin- und Mineralstoff-Präparate für den Körper eher eine Stress- als Aufbaufunktion übernehmen. Was soll der Körper anfangen mit einer 5-10 mal höheren Tages-Dosierung an all den Stoffen, und erst noch in chemisch reiner Form wo die natürliche „Umgebung" fehlt?

Mangel durch Überdosierungen

Studien aus Amerika zeigen auf, dass Mineralien im Übermaß eingenommen, das sensible Gleichgewicht der Minerale und

Spurenelemente erheblich stören. Der menschliche Organismus kann das „Überangebot" so steuern, dass weniger Schaden entsteht, er transportiert sie aus dem Körper. Durch diese Transportleistung werden jedoch andere wichtige Mineralien weniger oder gar nicht transportiert und es entsteht ein Mangel an diesen Stoffen!

Auf den unten stehenden beiden Tabellen finden Sie die Zusammensetzung eines Aufbaupräparates. Es handelt sich um das STRATH® Aufbaupräparat. Vergleichen Sie aus dem folgenden Kapitel die vielen benötigten Stoffe untereinander und die Verfügbarkeit in diesem Präparat. Aus diesem Grund kann es für eine Therapie entscheidend sein.

Analysen – Strath® Aufbaupräparate

Analysenwerte pro 100 g Präparate:

Tagesdosis: 3 x 1 Kaffeelöffel Aufbaupräparat flüssig (15 ml) = 19,2 g
3 x 2 Aufbautabletten = 3,0 g

Grundbestimmungen	Aufbaupräparat	Aufbautabletten
Dichte	1,28	1,16
pH (eletrometrisch)	4,95	5,89
Energiewert	1158 kJ / 276 kcal	1363 kJ / 326 kcal
Kohlenhydrate	57,2 g	28,1 g
Glucose	19,6 g	0,1 g
Fructose	23,6 g	0,1 g
Eiweiß (f=6,25)	5,50 g	42,7 g
Fette	0,50 g	4,3 g
Alkohol (%gew.)	2,50	---
Trockensubstanz	63,70 g	94,5 g
Mineralstoffe (Asche)	0,80 g	7,1 g
Künstliche Farbstoffe	negativ	negativ
Künstliche Süßstoffe	negativ	negativ
Konservierungsmittel	negativ	negativ

4. Vitamine – unsere Ernährung

Allgemeine Aufbaustoffe	Aufbaupräparat	Aufbautabletten
Lezithin	850 mg	3600 mg
Lezithinphosphat	51,0 mg	140 mg
Mannan	1,53 g	7,75 g
Glucan	0,71 g	6,63 g
Glutathion	180 mg	290 mg
Cholin	60,0 mg	420 mg
DNS (Desoxyribonukleinsäure)	28,28 mg	148,2 mg
RNS (Ribonukleinsäure)	200,4 mg	3593,9 mg
ATP (Adenosintriphosphat)	790 µmol	n.b.
L-Carnitin	8,9 mg	35,6 mg
Ubichinon (Coenzym) Q_6	3,2 mg	10,6 mg
Ubichinon (Coenzym) Q_7	0,07 mcg	6,8 mg
Ubichinon (Coenzym) Q_9	0,003 mcg	14,8 mg

Vitamine		Aufbaupräparat	Aufbautabletten
B1	Thiamin	0,85 mg	47,0 mg
B2	Riboflavin	0,56 mg	9,9 mg
B6	Pyridoxin	0,25 mg	0,59 mg
	Niacin	1,5 mg	18,0 mg
	Biotin	0,002 mg	0,01 mg
	Pantothensäure	0,92 mg	4,2 mg
	Folsäure	0,013 mg	0,054 mg
B12	Cobalamin	0,0004 mg	0,0005 mg
C	Ascorbinsäure	1,2 mg	2,32 mg
	Inositol	53,6 mg	238,0 mg
	Ergosterol	52,1 mg	320,0 mg

Analysen
Strath® Aufbaupräparate

Mineralstoffe und Spurenelemente	Aufbaupräparat	Aufbautabletten
Calcium (Ca)	9,0 mg	163,8 mg
Chrom (Cr)	0,004 mg	0,01 mg
Eisen (Fe)	1,22 mg	8,41 mg
Germanium (Ge)	0,045 mg	0,2 mg
Kalium (K)	304,9 mg	2183,7 mg
Kobalt (Co)	0,016 mg	0,186 mg
Kupfer (Cu)	0,128 mg	0,31 mg
Magnesium (Mg)	23,55 mg	97,5 mg
Mangan (Mn)	0,08 mg	0,93 mg
Molybdän (Mo)	0,08 mg	0,4 mg
Natrium (Na)	2,83 mg	164,1 mg
Nickel (Ni)	0,044 mg	0,057 mg
Phosphor (P_2O_5)	161,7 mg	927 mg
Gesamtschwefel (S)	42,75 mg	122,6 mg
Selen (Se)	0,13 mg	0,226 mg
Silicium (Si)	1,75 mg	26,9 mg
Vanadium (V)	0,03 mg	0,075 mg
Zink (Zn)	2,09 mg	9,84 mg
Zinn (Sn)	0,16 mg	0,226 mg

Aminosäuren	Aufbaupräparat	Aufbautabletten
Alanin	300 mg	2750 mg
Arginin	220 mg	2220 mg
Asparaginsäure + Asparagin	490 mg	3780 mg
Cystin	10 mg	210 mg
Glutaminsäure + Glutamin	570 mg	6150 mg
Glycin	220 mg	1780 mg
Histidin	120 mg	930 mg
Isoleucin*	240 mg	1750 mg
Leucin*	360 mg	2750 mg
Lysin*	310 mg	3020 mg
Methionin*	60 mg	540 mg
Phenylalanin*	220 mg	1500 mg
Prolin	200 mg	1360 mg
Serin	260 mg	2170 mg
Threonin*	260 mg	2010 mg
Tryptophan*	60 mg	530 mg
Tyrosin	70 mg	1190 mg
Valin*	290 mg	2130 mg

* essenzielle Aminosäuren

Gegenspieler im Stoffwechsel

Wie ich schon in den vorhergehenden Kapiteln erwähnt habe, gibt es in jedem Bereich des Körpers auch Gegenspieler. (Wärme/Kälte, Muskulatur usw.) Bei den Nahrungsmitteln ist es dasselbe. Wir kennen Stoffe, die für etwas sind und solche die genau gegen diese „Sache" sind.

Diese Stoffe regulieren sich wechselseitig. Es ist wie bei einer Waage; legt man etwas nur auf eine Seite der Waage, gerät diese aus dem Gleichgewicht. Auch hier wissen wir, dass nur das Gleichgewicht Gesundheit bedeutet. Aus diesem Grund ist es logisch, dass dieses Gleichgewicht fließend ist. Es ist ein sogenannte Fließgleichgewicht wie es bei ökologischen Systemen vielfach vorkommt.

So suggeriert das Wort „Gegenspieler" oberflächlich betrachtet, dass es etwas Feindliches ist. Dies ist völlig falsch, *sie brauchen einander*, aber ein Zuviel auf der einen Seite erhöht den Bedarf auf der anderen Seite. Wenn dieser erhöhte Bedarf nicht gedeckt werden kann, gibt es einen Mangel.

Dies ist vergleichsweise wie ein Tennisspiel. Sie brauchen einen Gegenspieler, oder man müsste sagen *„Mitspieler"*, sonst können Sie nicht Tennis spielen. Wenn ein Mitspieler aber zu stark ist, verlieren Sie das Match, und das Spiel ist beendet.

Es ist immer wieder verwunderlich, wie viele einseitige Matches unser Körper verträgt. Dies ist einerseits sehr angenehm, und andererseits auch gefährlich weil wir eventuell nicht merken, wann wir es bei den Belastungen dann doch übertreiben. So soll Dr. Schüssler einmal gesagt haben:

> Der Umstand, dass trotz unbiologischer Therapie und Ernährung doch so viele Menschen mit heiler Haut davon kommen, beweist nur, wie schwierig es ist, einen Menschen fachgerecht umzubringen.

Bei diesen Gegenspielern handelt es sich um sogenannte Mikronährstoffe, die wir besser unter den Namen „Vitamine", „Mineralstoffe" und „Spurenelemente" kennen. Die Wirkungen von diesen Mikronährstoffen sind vielfach dokumentiert worden. Es erübrigt sich für mich daher diese zu wiederholen. Um dieses Wechselspiel *zu erkennen*, liste ich nachfolgend die Stoffe auf, die wir hauptsächlich benötigen. Daraus kann man die Komplexität unseres Stoffwechsels erkennen.

Die Liste erhebt keinen Anspruch komplett zu sein, repräsentativ ist sie jederzeit, und sie basiert auf allgemeinen wissenschaftlich bekannten Daten. Wenn ich keine Wechselwirkung oder Gegenspieler gefunden habe, habe ich die Position leer gelassen.

Fettlösliche Vitamine:

Vitamin A:
Gegenspieler: Vitamin D, Vitamin C, Pantothensäure
Wechselwirkungen mit: Niacin, Vitamin E, Jod und Magnesium

Vitamin D:
Gegenspieler: Vitamin A, Niacin, Vitamin B2
Wechselwirkungen mit: Calcium, Phosphor, und Zink

Vitamin E:
Wechselwirkung mit: Vitamin C

Vitamin K
Gegenspieler: Folsäure

Wasserlösliche Vitamine:

Vitamin B1 / Thiamin
Gegenspieler: Vitamin B2, Niacin
Wechselwirkungen mit: Folsäure
erhöhter Bedarf bei schnell abbauenden Kohlehydraten wie z.B. Zucker, und eiweissreicher Ernährung

Vitamin B2 / Riboflavin
Gegenspieler: Vitamin B1, Vitamin D

Vitamin B3 / Niacin
Gegenspieler: Pantothensäure, Vitamin B6, Vitamin B1, Vitamin C
Wechselwirkungen mit: Leucin und mit Tryptophan

Vitamin B5 /Pantothensäure
Gegenspieler: Niacin, Vitamin C, Folsäure
Wechselwirkungen mit: Vitamin B6, Vitamin C, Vitamin D, Zink

Vitamin B6
Gegenspieler: Niacin
Wechselwirkungen mit: Vitamin B5, Vitamin B12
erhöhter Bedarf bei eiweissreicher Nahrung

Vitamin B9 / Folsäure
Gegenspieler: Pantothensäure
Wechselwirkungen mit: Vitamin B2, Vitamin B12, Vitamin C, Eisen

Vitamin B12 / Cobalamin
Wechselwirkungen mit: Folsäure, Vitamin C, Kobalt und Eisen

Vitamin C / Ascorbinsäure
Gegenspieler: Pantothensäure, Niacin, Vitamin A
Wechselwirkungen mit: Vitamin B5, Vitamin D, Vitamin E, Eisen und essenziellen Fettsäuren

Mengenelemente:

Kalium
Gegenspieler: Natrium
Wechselwirkungen mit: Phosphor

Calcium
Gegenspieler: Magnesium
Wechselwirkungen mit: Vitamin D, Phosphor (aufbauend), Oxalsäure, Urinsäure (Aufnahme schlechter)

Magnesium
Gegenspieler: Calcium
Wechselwirkungen mit: Vitamin B1, Vitamin B2, Natrium, Phosphor

Natrium
Gegenspieler: Kalium
Wechselwirkungen mit: Magnesium, Phosphor

Spurenelemente:

Chrom
Gegenspieler: Molybdän, Zink
Wechselwirkungen mit: Aminosäuren, Oxalat
Eisen
Gegenspieler: Fluor
Wechselwirkungen mit: Folsäure und Vitamin C, (fördern Aufnahme), Zink, Kupfer, Mangan, Kobalt
Fluor
Gegenspieler: Jod
Jod
Gegenspieler: Fluor
Wechselwirkungen mit: Vitamin A, evtl. Kalium
Kupfer
Gegenspieler: Zink (Eisen)
Wechselwirkungen mit: Mangan, Schwefel
Kobalt
Gegenspieler: Mangan
Wechselwirkungen mit: Vitamin B12, Eisen
Mangan
Gegenspieler: Kobalt, (Eisen)
Wechselwirkungen mit: Kupfer, Eisen
Molybdän
Wechselwirkungen mit: Chrom

Schwefel
Gegenspieler: Kupfer
Wechselwirkungen mit: Phosphor
Selen
Wechselwirkungen mit: Vitamin A, Vitamin C, Vitamin E
Zink
Gegenspieler: Kupfer, (Eisen)
Wechselwirkungen mit: Vitamin B5, Vitamin D

Diese Überlegungen mit den Antagonisten (Gegenspieler) und Wechselwirkungen gelten auch bei der Anwendung von Schüssler-Salzen!

Wenn Sie zum Beispiel Schüssler-Salz Nr. 7 (Mg-phos.) einnehmen, und dies aus irgend einem Grund nicht hilft, kann Schüssler Salz Nr. 2 (Ca-phos.) die Wirkung herbeiführen. Calcium und Magnesium müssen als Gegenspieler im Gleichgewicht sein. Ein gutes Beispiel ist auch Eisen. Dieses benötigt vielfach Vitamin C für die Aufnahme. Sie haben eine Wechselwirkung untereinander.

Aminosäuren

Aminosäuren sind die Bausteine der Proteine und bilden auch Vorstufen der Biosynthese. Zudem sind sie die Basis von physiologisch wichtigen Verbindungen. Nahrungsproteine sind die einzige für den Menschen verwertbare Stickstoff-Quelle, und sie müssen von Außen zugeführt werden.

Ein Aminosäuren Mangel kann zu typischen Symptomen führen. Schon das Fehlen von nur einer der essenziellen Aminosäuren kann zu einer schwerwiegenden Einschränkung der Proteinbiosynthese bei den Menschen führen.

Grundsätzlich sollte man primär auf die essenziellen (lebenswichtigen) Aminosäuren achten, doch haben nicht nur sie bedeutsame

Funktionen. So sind z.B. folgende nicht essenzielle Aminosäuren in diesem Zusammenhang wichtig:

Arginin:	• hochdosierte Arginingaben verzögern Tumorwachstum
Glutamin:	• in Zusammenhang mit Traumata
Histidin:	• in Zusammenhang mit chronischen Nierenversagen
Tyrosin:	• in Zusammenhang mit Sepsis und Zirrhotischen Erkrankungen.

Wasser

„die Essenz des Lebens"

Wasser ist der wichtigste anorganische Bestandteil des menschlichen Organismus. Wasser ist die Grundlage aller Lebensprozesse. Wasser muss fließen, stehendes Wasser ist tot. Es ermöglicht das Leben aller Pflanzen, Tiere und Menschen auf unserem Planeten. Die Wandlungsfähigkeit des Wassers ist einzigartig. Bei der Geburt haben wir prozentual am meisten Wasser im Körper, über 70 %. Je länger wir leben, desto weniger Wasser haben wir. Der Mensch ist also eine wandelnde „Wasserflasche".

Wasser spielt bei folgenden Funktionen eine wichtige Rolle:

1. Es ist das Lösungsmittel für anorganische und organische Verbindungen und Gase.
2. Es ist das Transportmittel für die Nährstoffe.
3. Es ist die Basis von Blut und Lymphflüssigkeit.
4. Es ist ein wesentlicher Bestandteil der Zellen.
5. Es ermöglicht den Stoffaustausch zwischen den Zellen.

6. Es ist Wärmeregulator für den Körper. Durch die Wasserausscheidung über die Haut (Schwitzen) wird die Wärme im Körper reguliert.

Dies sind die „harten Fakten" zum Wasser. Wenn ich zudem berücksichtige, dass im Wasser Nährstoffe und Gase transportiert werden, so kann ich nachvollziehen, dass dem Wasser möglicherweise noch mehr Bedeutung zukommt.

Im Kapitel über das Gehirn habe ich dargestellt, dass Gedanken Verknüpfungen unter den Hirnzellen bilden und demnach Energien fließen können. Ich kann mir nicht vorstellen, dass dies ohne Wasser geschieht. Wasser leitet Elektrizität (Energie), es wird demnach auch möglich sein, dass sich die Energien der Gedanken im Wasser reflektieren können. Das Wasser wird geimpft mit diesen Energien, und so hat es eine gewisse Logik, dass das Unterbewusstsein mit seinen Erinnerungen eng mit dem des Wassers verbunden ist. Ähnlich wie in der Homöopathie.

Ist es denn so unmöglich, dass das Wasser mithilft bei der Speicherung der Erinnerungen? Diese These wird durch Menschen gestützt, die erzählen (oder ihre Verwandten) dass sie seit Bluttransfusionen irgendwie „anders" seien. Blut enthält viel Wasser.

Forschungen zeigen, dass die Aufnahme von neuen Informationen durch eine dynamische Veränderung der Wasserstruktur erfolgt (F. Hacheney). Es bilden sich größere Gebilde sogenannte Cluster, die die Informationen speichern. Dies hat der japanische Buchautor und Fotograf Masaru Emoto in seinem Buch über Wasserkristalle ganz eindrücklich bewiesen. Wasser ist nicht gleich Wasser! Es kommt darauf an, wo es herkommt und was damit gemacht worden ist. Das Wasser aus einer Bergquelle hat andere Wasserkristalle als das Wasser mit industrieller Aufbereitung. Mit seinen Kristall-Fotografien zeigt er auch auf, dass die Schwingungen der Menschen die Wasserkristalle verändern. Wenn Licht auf das

Wasser fällt, das Wasser diese Energie speichert und es sich erwärmt, wieso soll es dann andere Energien nicht auch speichern können? Zum Schluss eine etwas provokative Äußerung;

„Wir sind selbst dafür verantwortlich in welcher Wasserflasche wir herumlaufen!"

5. Natürliches Vorkommen von den Schüssler Mineralstoffen in den Nahrungsmitteln

Nr. 1 Calcium fluoratum

Zu den häufigsten Nahrungsmitteln mit Fluor zählen:

Fische, Schalentiere, Nüsse, Mandeln, Vollkorn, langgezogener Schwarztee, Butter und Sojabohnen, zudem grünblättrige Salate, Pflaumen, Rhabarber, Kresse sowie Zitronen.

Nr. 2 Calcium phosphoricum

Calcium kommt vor allem in Vollkorn- und Milcherzeugnissen, in Nüssen, besonders Mandeln, in Fischen und Schalentieren, dunkelgrünem Blattgemüse und Kartoffeln vor. Phosphor ist in Eiern, Fleisch, Fisch, Kartoffeln und in Milchprodukten enthalten.

Nr. 3 Ferrum phosphoricum

Diese Stoffe kommen vor allem in Vollkorn, Buchweizen, Nüssen, Linsen, Erbsen, Pflaumen, Erdbeeren, Datteln, Schnittlauch, Spinat, Feldsalat, Kohl, Brunnenkresse, Bierhefe, Sojaprodukten, Haferflocken, Getreidekeimen, Eiern, Fisch, Fleisch, Kartoffeln und Milchprodukten vor.

Nr. 4 Kalium chloratum

Kalium finden wir in den meisten Gemüsesorten und Kartoffeln, Äpfeln, Feigen, Gerste, Kohl, Linsen, Sellerie, Tomaten, Grapefruits, Zitronen, Vollkorn, Sonnenblumenkernen, Trockenfrüchten, Fisch, (vor allem Seefisch), Fleisch, Geflügel und Milchprodukten. Ein Kaliummangel ist bei ausgewogener Ernährung selten. Jedoch kann dieser aufgrund von Einnahme bestimmter Medikamente auftreten.

Nr. 5 Kalium phosphoricum

Sowohl Kalium als auch Phospor sind in Vollkornprodukten, Kartoffeln, Fisch, Fleisch, Milch und Milchprodukten, Geflügel und Eiern enthalten. Eine Kombination dieser Lebensmittel mit grünem Blattgemüse und Salaten lässt kaum Mängel aufkommen.

Nr. 6 Kalium sulfuricum

Kalium sulfuricum kommt vor in Kartoffeln, Bananen, Trockenfrüchten, Sonnenblumenkernen, Vollkornprodukten und Gemüse sowie in Seefischen, Geflügel, Eiern und Milchprodukten.

Nr. 7 Magnesium phosphoricum

Magnesium kommt hauptsächlich in dunkelgrünen Gemüsesorten und Blattsalaten im Chlorophyllkern des Pflanzengrüns vor. Mineral- und Heilwässer enthalten ebenfalls Magnesium.

Als weitere Nahrungsmittel sind zu nennen: Vollkornprodukte, unpolierter Reis, Weizenkleie und -keime, Bohnen, Erbsen, Randen, Zitrusfrüchte, Sojabohnen und Cashewnüsse. Phosphor ist in Eiern, Fleisch, Fisch und Kartoffeln sowie in Milchprodukten enthalten.

Nr. 8 Natrium chloratum

Kochsalz und das darin enthaltene Natrium kommt in Salzstangen, Chips und sonstigen Knuspergebäcken, eingelegten Oliven und geräucherten Fleischwaren, Käse, Brühwürfel und im Mineralwasser mit hohem Natriumgehalt vor.

Nr. 9 Natrium phosphoricum

Natrium kommt in folgenden Nahrungsmitteln vor: eingelegte Oliven, Käse, Wurst, geräucherte Fleisch- und Fischprodukte, Eier, Milchprodukte und Cola-Getränken.

Gesunde Natrium phosphoricum Vorkommen sind Erbsen, Erdbeeren, Karotten, Linsen, Roggen, Weizen, Sellerie und Nüsse.

Nr. 10 Natrium sulfuricum

Natrium kommt in allen salzhaltigen Nahrungsmitteln wie geräucherten Fleisch- und Fischprodukten, Knabbergebäck, eingelegten Oliven, Käse, Brühwürfeln und Salzstangen vor.

Schwefelhaltig sind Bananen, Trockenobst und Eier.

Besonders gesunde Vorkommen sind in Äpfeln, Blumenkohl, Erdbeeren, Hafer, Karotten, Kartoffeln, Kohl, Blattsalaten, Linsen, Rettich, Orangen, Sellerie und Zwiebeln.

Nr. 11 Silicea

Kieselsäure kommt in den meisten Getreidesorten vor, am meisten jedoch in der Hirse. Außerdem findet man Silicea in Erdbeeren, Feigen, Gurken, Hafer, in allen Kohlsorten, Kopfsalat, Feldsalat, Spargel und Spinat.

Nr. 12 Calcium sulfuricum

Diesen Mineralstoff findet man hauptsächlich in Erbsen, Gerste, Hafer, Kleie, Kohl, Kopfsalat, Rhabarber, Roggen, Spinat, Weizen und Zwiebeln.

6. Die Therapie nach Dr. Wilhelm Schüssler

Wer war Dr. Schüssler?

Dr. Wilhelm Heinrich Schüssler hat von 1821–1898 in Oldenburg (D) als homöopathischer Arzt gelebt. Aufgrund seiner Erfahrungen mit den komplexen homöopathischen Krankheitsbildern und der schwierigen praktischen Umsetzung, entwickelte er „die abgekürzte Therapie". Etwas später nannte er seine Therapie „Biochemie nach Dr. Schüssler". Sie ist ein eigenständiges Heilverfahren geworden, und Dr. Schüssler hat in den folgenden 25 Jahren seine Patienten ausschliesslich mit seinen Mineralsalzen behandelt.

Was wird therapiert?

Es werden die Mineralstoffmängel innerhalb der Zellen mit Mineralstoffen nach den Grundsätzen von Dr. Schüssler behoben.

Welche Grundsätze hat das biochemische Heilsystem nach Dr. Schüssler?

→ Alle gesundheitlichen Störungen entstehen durch MANGEL an lebensnotwendigen Mineralstoffen

→ Durch Zuführung dieser Stoffe tritt die REGENERIERUNG ein

→ Die Zuführung der Mineralstoffe sollte in ALLERGERINGSTEN Mengen erfolgen

→ Die Zuführung dieser Stoffe sollte in einer solchen VERDÜNNUNG erfolgen, dass sie über die Schleimhäute (Mund)
→ direkt ins Blut übergehen können

Dabei ist wichtig zu erwähnen, dass die Schüssler-Salze eine Art „Türöffner-Funktion" übernehmen. Die Mineralstoffe müssen dem Körper zur Verfügung stehen. Entweder werden diese Stoffe über die Nahrung zugeführt, was vielfach der Fall ist, oder sie werden aus dem Körper mobilisiert!

Diese Mobilisierung kann problematisch sein, wenn einem Organ die Mineralstoffe „weggenommen" werden, und dort dann ein Mangel entsteht. Um einen optimalen Erfolg zu erzielen, ist im Minimum darauf zu achten, dass man die Lebensmittel einnimmt, die die Stoffe der Schüssler-Salze enthalten, oder dass man sie in einem Präparat einnimmt.

Hochdosierte Einzelsubstanzen beinhalten jedoch das Risiko, dass durch die „Gegenspieler" und die Stoffe, mit denen sie eine Wechselwirkung eingehen, das Gleichgewicht verschoben wird. Eine ausgeglichene Ernährung oder ein ausgeglichenes natürliches Aufbaupräparat sind daher empfehlenswert.

Für die Behebung der Mängel außerhalb der Zellen werden grobstoffliche Mineralstoffe verwendet. Auch für diese Aufnahme wird idealerweise mit Schüssler ergänzt.

Auf welchen Grundlagen basieren die Schüsssler Überlegungen?

Die Gedanken, die sich Dr. Schüssler gemacht hat, basieren auf diversen Forschungsarbeiten aus dieser Zeit. Es waren primär drei Forscher, die die Basis gelegt haben. Dr. Schüssler hat dann die richtigen Schlüsse daraus gezogen.

a) Gesetz von Liebig:

Herr von Liebig fand heraus, dass jede Pflanze von jedem Stoff ein Minimum braucht. Wenn dieses nicht vorhanden ist, kann es nicht durch einen anderen Stoff ersetzt werden. Das Gesetz des Minimums.

b) Virchov:

Herr Virchov stellte folgendes fest: „die Krankheit des Körpers ist die Krankheit der Zelle".

c) Moleschott:

Herr Moleschott sagte, dass die Krankheit der Zelle durch den Verlust an anorganischen Salzen entstehe.

d) Schüssler:

Daraufhin zog Herr Schüssler die Schlussfolgerung:

„dann muss die Gesundheit der Zelle und somit des Körpers wieder hergestellt werden können

→ **durch Deckung des Verlustes !"**

Wichtig ist dabei:

Der stärkste Mangel muss immer zuerst ersetzt werden!

Folgende Frage stellt sich nun:

Woher kommt der Mangel? → durch Vererbung?

Da muss ich Sie enttäuschen, denn es wird nur die DISPOSITION vererbt und nicht der Mangel! Wenn aber innerhalb der gleichen Familie die gleichen Fehler gemacht werden, führt diese Disposition zum gleichen Mangel. Wir verursachen den Mangel durch unsere Ernährung, oder wir unterlassen es bei Krankheiten daran zu denken, dass wir von bestimmten Stoffen während dieser Zeit mehr benötigen, und wir ergänzen diesen Mehrverbrauch nicht.

Wie werden Mängel ersetzt?

Es werden die gleichen Reize benötigt, wie sie in den Zellen vorkommen. Die Bewegung der Mineralstoff-Moleküle macht die Wirkung möglich.

- die Mineralien werden nicht als Stoffe ersetzt, (sind Türöffner)
- sie werden verdünnt (potenziert), damit sie zellgerecht sind

➔ bei Schüssler werden die schwer löslichen Salze: 1, 3, 11 -> in D 12 Potenzen genommen

➔ die restlichen Salze in D 6

➔ weil es Einzelstoffe sind, werden diese vielfach auch kombiniert.

Genau aus diesem Grund ist es wichtig, dass wir dem Körper die Mineralstoffe auch „grobstofflich" zur Verfügung stellen. Die Einnahme eines Mineralstoffes ist jedoch noch keine Garantie für eine Aufnahme. Die Form des Stoffes und die anderen Stoffe, mit denen es Wechselwirkungen gibt, sind genauso wichtig.

Dosierungen

→ Vorbeugung	4–6 Tabletten pro Tag oder 1 Tablette = 5 Tropfen
→ Chronische Erkrankungen:	4–6 Tabl. pro Tag
→ akute Erkrankungen	10–12 Tabletten oder mehr pro Tag
→ Nr. 12 – 24	1–2 Tabletten pro Tag alle in D 12 Potenzen
	5 Tabletten Nr. 22 = Ausnahme
→ Bäder	5–20 Tabletten und **keine** Waschsubstanzen!!
→ Kompressen/Wickel	10 Tabletten

Die meisten Schüssler Mineralstoffe werden aus Quellwasser gewonnen, die die entsprechenden Mittel verstärkt enthalten. Die Schüssler-Salze sind keine Mineralstoffe im üblichen Sinn. Bei den Schüssler-Salzen sind jeweils ein basisches und saures Element miteinander verbunden. Durch die Verbindung von Base und Säure, (zum Beispiel Calcium = Base, Phosphor = Säure, bei Calcium phosphoricum) muss der Organismus diese Kombinationen nicht aus den Einzelelementen zusammenbauen. Sie wirken im Organismus durch die feine Aufarbeitung als Zellfunktionsmittel.

Bei Dr. Schüssler wird nicht ein Organ, sondern eine FUNKTION gefördert! Ich möchte dies am Beispiel vom Schüssler Nr. 8 (Na-Chlor.) erläutern. Diese Substanz ist für den Wasserhaushalt im Körper das Hauptmittel. Es reguliert dieses Gleichgewicht. So kann dieser Wirkstoff bei „tränenden" Augen oder bei trockener Haut oder als Nierenmittel verwendet werden. Es ist also die Funktion „Regulation des Wasserhaushaltes" gefragt und nicht Nieren-, Haut- oder Augenmittel.

➔ daher nennt er seine Mittel Funktionsmittel
(und nicht Lebermittel usw.)

Reihenfolge ➔ Vorgehen

Es gibt nicht nur einen Weg beim Vorgehen. Es ist wie bei einem Hausputz:

Beginne ich mit den Fenstern, dem WC oder dem Schlafzimmer?

➔ *es sollte DIE Stelle sein, an der man glaubt,*
das größte Übel zu erkennen!

Das größte Übel zu erkennen, ist manchmal nicht so einfach. Es heißt auch, dass man die Ursachen suchen muss. Sind nun die

„bösen" Bakterien und Viren schuld an unserer Krankheit, oder ist es eine falsche Ernährung?

Dazu soll sich Virchow der Mit-Forscher von Dr. Schüssler mal so geäußert haben:

„Wenn ich noch einmal beginnen könnte, würde ich mein Leben dem Nachweis widmen, dass nicht die Viren die Ursachen der Krankheiten sind, sondern, dass das degenerative Gewebe die natürliche Heimat der Viren ist"

Schüssler-Salze sind keine Garantie zur Gesundung, aber ein guter Weg. Schüssler-Salze alleine genügen aber nicht immer. Ohne Zweifel gibt es Fälle, in denen eine andere Medizin notwendig ist.

➔ *aber es wird evtl. auch nötig sein, bei SICH etwas zu ändern!!*

Grundsätzlich gilt:

- Phosphate: stabilisieren das Nerven- und Immunsystem
- Sulfate: alle wirken entgiftend ➔Leber, Galle, Lymphe, Darm
- Chloride: wirken auf Schleimhäute und Säure/Basehaushalt
- Kalium: immer im Bezug zum Innenraum der Zelle
- Natrium: immer im Bezug zu Wasser, Ausscheidung

Schüssler-Salze auch für die Seele

Die Schüssler-Salze wirken nicht nur auf der körperlichen Ebene, sondern haben auch Wirkungen auf der seelisch-emotionalen Ebene. So benötigen alle neuronalen Prozesse und Substanzen mineralische Impulse. Ein Mangel kann zu Konzentrations-, Wachsamkeits- und Lernstörungen führen. Es ist aber auch das Umgekehrte möglich. Unsere Verhaltensweise oder die charakterlichen Eigenheiten, eine Angst oder emotionale Eigenart, führen zu einem erhöhten Verbrauch, und dieser erhöhte Verbrauch führt zu Mangelerscheinungen von spezifischen Mineralstoffen.

Vorgenannte Überlegungen ermöglichen es, ein Modell oder eine Art „Typenlehre" zu entwickeln. Diese Denkweise hat sich noch nicht auf breiter Front gefestigt und ist noch nicht einheitlich. Trotzdem bin ich überzeugt, dass diese „Lehre" DIE Basis darstellt für eine verbesserte, erfolgreichere Schüssler-Anwendung. Ich gebe vielfach zuerst ein Salz, das zum „Typ" passt und ergänze dieses mit dem „Indikations-Salz", eventuell auch verstärkt mit den passenden Kräutern. Ich erkläre dies in den folgenden Kapiteln. Hier meine Aufteilung:

Die 5 Schüssler-Typen

- Sulfat Typ
- Phosphat Typ
- Chlorid Typ
- 1+11 Typ
- Mischtypen

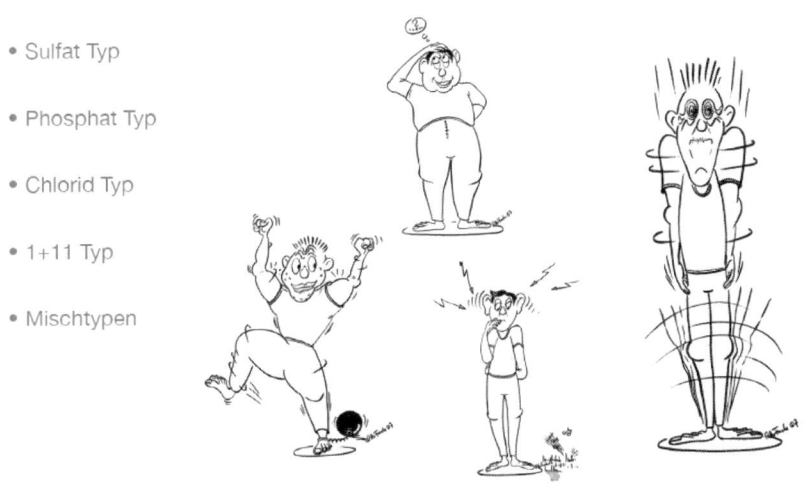

Einerseits sind es 4 Typen und ein Mischtyp, den es so ausgeglichen selten gibt. Andererseits ist es nur ein Typ, da wir ja ALLE Mischtypen sind. Aus meinen Erfahrungen aber neigen wir doch schwergewichtig zu einem bis zwei Typen aus dieser Unterscheidung.

Diese „Typenlehre" steht in enger Verbindung zu langjährigen traditionellen Elementen-Lehren. So zum Beispiel:

- die Elemente in der Humoralpathologie nach Hippokrates (=westliche Welt), oder
- die Fünf-Elementelehre (=indische und chinesische Philosophie)

Hippokrates kannte vier Elemente:
- FEUER
- ERDE
- LUFT
- WASSER

Die Indische Philosophie 5 Elemente:
- FEUER
- ERDE
- LUFT
- WASSER
- ÄTHER

Die vier Grundelemente waren also identisch, die östliche Philosophie kannte aber noch den „Äther". Wenn wir nun die Charakter-Eigenschaften von den Feuer-, Erde-, Luft- und Wassertypen vergleichen mit den Schüssler-Typen, Sulfat-, 1+11-, Phosphor- und Chlorid-Typ, so haben wir eine hohe Übereinstimmung.

Die Elemente / Typen und ihre Qualitäten:

Element FEUER <-> **vergleichbar mit Sulfat-Typ**
Zeigen folgende Qualitäten:
- Aktivität
- Energie
- Willenskraft

- Durchsetzungsvermögen
- Macher
- Leidenschaft

➔ *es sind willensstarke, energische „Macher"*

6. Die Therapie nach Dr. Wilhelm Schüssler

Element ERDE <-> **vergleichbar mit 1+11 Typ**
- Zeigen folgende Qualitäten:
- Ordnung
- Sicherheit
- Festigkeit

- Stabilität
- Pflichtbewusstsein
- Strukturen

➔ *es sind eher „Bewahrer" mit Sinn für Ordnung und Strukturen*

Element LUFT <-> **vergleichbar mit Phosphor-Typ**
Zeigen folgende Qualitäten:
- Kreativität (Kopf)
- Neugier
- Freiheit

- Kommunikation
- Analytisches Denken
- mentale Ebene, Ausgleich

➔ *es ist ein „Denker" mit Kreativität im Kopf, setzt die Ideen nicht unbedingt um*

Element WASSER <-> **vergleichbar mit Chlorid-Typ**
Zeigen folgende Qualitäten:
- Kreativität (Bauch)
- Emotionalität
- Psyche

- Gefühl und Wahrnehmung
- Empfindsamkeit
- Strukturen auflösen

➔ *es sind flexible, emotionale, fühlende und Strukturen auflösende Menschen*

Element ÄTHER

Es steht im östlichen Kulturkreis für die geistige Führung, Integration und die Selbstheilungsprozesse. In der Zwischenzeit gibt es auch spagyrische Essenzen, die den fünf Elementen der östlichen Welt entsprechen. Ich kann mir jedoch auch beim Element „Äther" vorstellen, dass ein Mineralsalz gefunden wird, das diesem Element entspricht. Meine Idee dazu, Aurum chloratum, also das Element „Gold".

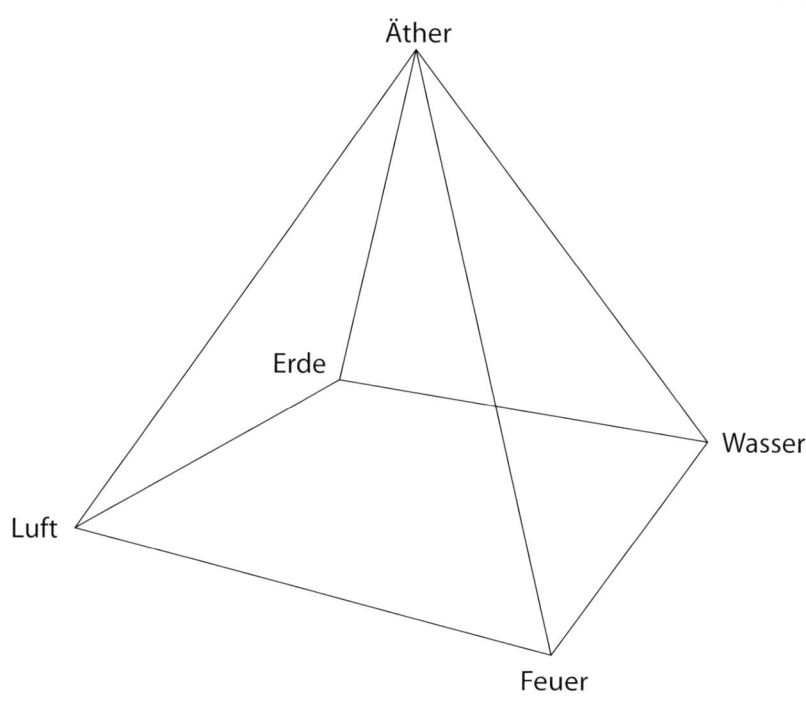

Der Sulfat-Typ

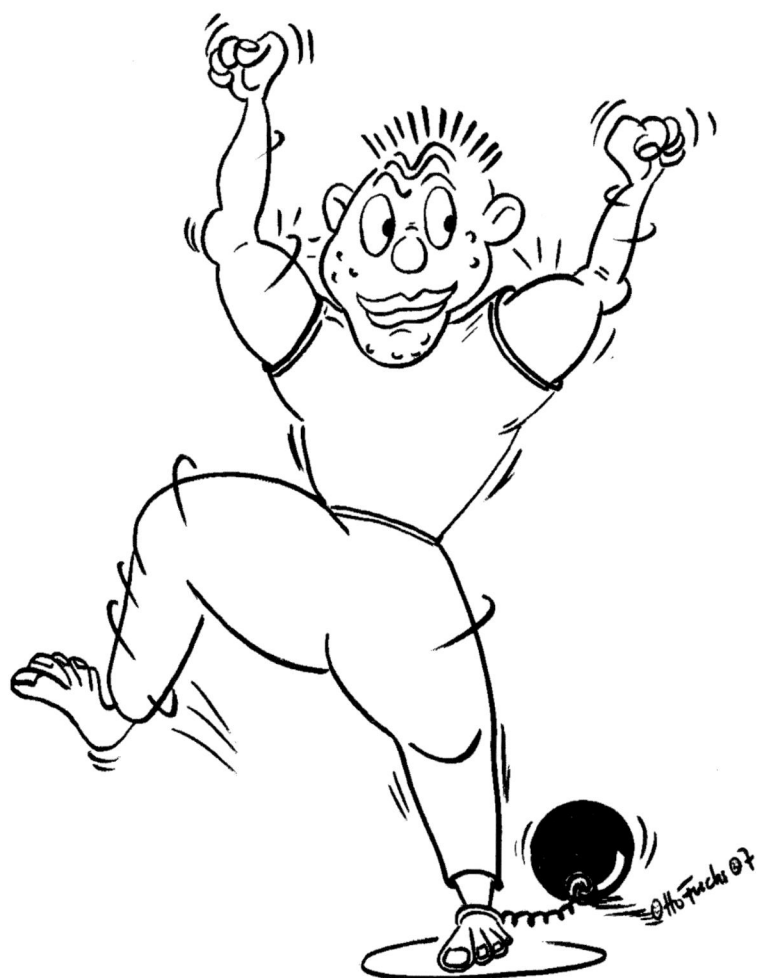

Die Menschen haben folgende Eigenschaften:

- sie sind voll Lebensenergie, Power-Typ
- sind dynamisch, zielgerichtet

- sind stark, und haben eine robuste Gesundheit
- sind Genussmenschen, schlagen auch mal über die „Stränge"
- sind vielfach kräftig und groß gewachsen
- „Bewegungsmuffel"
- haben großes Durchsetzungsvermögen, sind Macher

Wenn diese Eigenschaften zu ausgeprägt sind, sind folgende Beschwerden denkbar:

- Energetische Stauungen, Bluthochdruck
- Entzündliche Prozesse
- Zielloses Handeln, Überaktivität
- Cholerisch, aggressiv und jähzornig
- Selbstüberschätzung

Empfindungen, Vorlieben

- Essen → ißt gerne deftig
- Wärme/Kälteempfinden → es ist ihm schnell zu warm
- Gemüt → „heißblütig", aggressiv
  → aber auch Depressionen
- Krankheiten → ernährungsbedingte Stoffwechselstörungen
  - Leber- und Gallenprobleme
  - erhöhte Blutfette

Die Haut / Lippen

- wenige, aber tiefe Falten – oft zwischen den Augen
- Haut dunkel, gelblich bis bräunlich
- grobporig, neigt zu Unreinheiten
- ist trocken oder fettig
- dicke, wulstige Lippen, bräunlicher Grundton

Der Phosphat-Typ

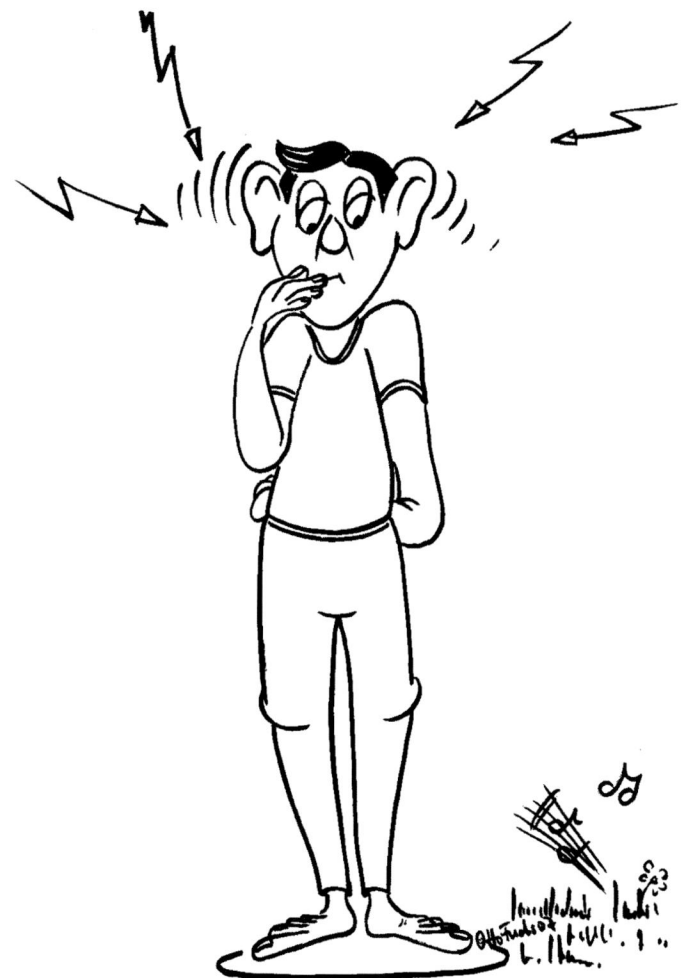

Die Menschen haben folgende Eigenschaften:

- sie sind geistreich, empfänglich und ideenreich/kreativ
- sie sind beweglich, heiter und kommunikationsfreudig

- sie sind feinfühlig, hören „das Gras wachsen"
- sind neugierig
- sind nervlich flexibel
- haben schmalen, feingliedrigen Körperbau

Wenn diese Eigenschaften zu ausgeprägt sind, sind folgende Beschwerden denkbar:

- geistige Überempfindlichkeit, Nervosität
- hypersensibel, ängstlich, ruhelos, unstet, unbeständig
- nehmen alles auf und können schlecht verarbeiten, Stress
- „grübeln" an Problemen herum
- möglicherweise intellektuelle Überheblichkeit

Empfindungen, Vorlieben

• Essen	→ liebt süße Speisen
	→ sind „Naschkatzen"
• Wärme/Kälteempfinden	→ friert schnell
• Gemüt	→ ängstlich, hektisch
	→ unruhig, „Nervenbündel"
	→ sensibel, einfühlsam
• Krankheiten	→ Erschöpfungszustände
	→ Nervenschmerzen
	→ Darmprobleme durch Stress
	→ Magersucht
	→ Infektanfälligkeit

Die Haut / Lippen

- wenig Falten – oder sehr feine Falten
- blass, weißlicher Farbton
- feinporige Haut
- im Akutfall oder bei Hektik oft rote Flecken
- oft entzündliche Rötungen und Unreinheiten
- schmale Lippen, wirken evtl. blass/blutleer

Der Chlorid Typ

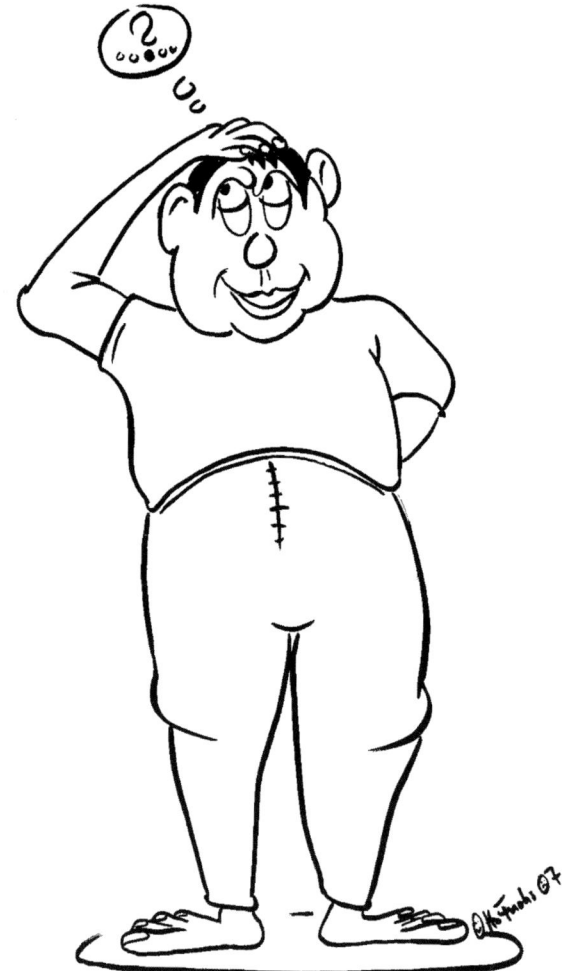

Die Menschen haben folgende Eigenschaften:

- sie haben eine reiche Gefühlswelt, sind einfühlsam
- sie sind fantasiereich, künstlerisch, medial

- emotional, leiden und opfern sich für andere auf
- machen sich mehr Sorgen als nötig
- sind „Problemesser", neigen zu Übergewicht
- haben kräftig normalen Körperbau

Wenn diese Eigenschaften zu ausgeprägt sind, sind folgende Beschwerden denkbar:

- sie sind träge, widerstandslos, fremdbestimmt
- sie sind orientierungslos, leben in Traumwelt
- sie sind sehr emotionsgesteuert, hochemotional
- neigen zu Wassereinlagerungen und Übergewicht

Empfindungen, Vorlieben

- Essen → ißt gerne salzig
- → hält Diäten nicht durch
- Wärme/Kälteempfinden → oft kalte Hände/Füße
- Gemüt → traurig, anhänglich
- → sehr emotional
- Krankheiten → Wassereinlagerungen
- → Infektanfälligkeit, Verschleimungen
- → Sorgen = Magen-/Darmstörungen
- → Problemesser = Übergewicht
- → Durchblutungsstörungen
- → Bluthochdruck
- → Bauchspeicheldrüsenprobleme

Die Haut / Lippen

- keine Falten, die Haut ist glatt und prall
- sehr helle Haut, meist weiß
- wirkt oft aufgeschwemmt
- kann trocken oder fettig sein, normalporig
- volle Lippen, leicht rosige Farbe

Der 1+11-Typ

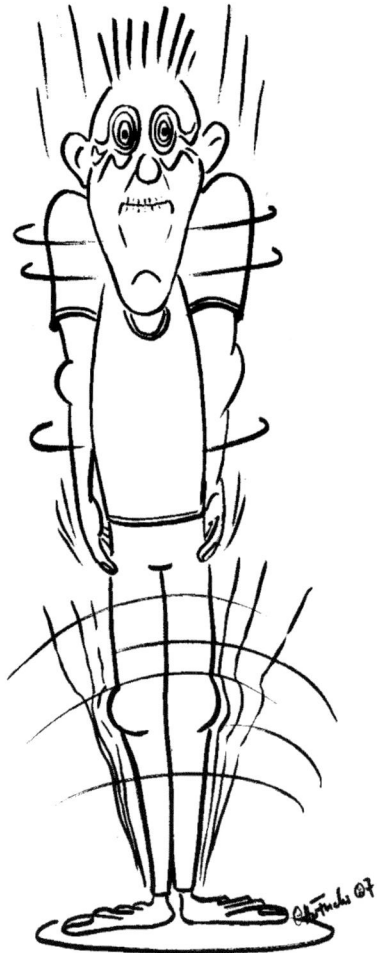

Die Menschen haben folgende Eigenschaften:

- sie sind stabil, und haben geradlinige Konstitution
- sie sind verantwortungsbewusst, praktisch, geduldig

- sie sind realistisch, beharrend, haben Konzept!
- feingliedriger, graziler und widerstandsfähiger Körperbau

Wenn diese Eigenschaften zu ausgeprägt sind, sind folgende Beschwerden denkbar:

- Tendenz zu Erstarrung ➔ seelisch, geistig und körperlich
- sie sind unbeweglich, kalt und rigide, Strenge
- sie sind träge, lethargisch und stur ➔Depression
- neigen zu Materialismus
- kann Grenzen zu sich und anderen schwer einhalten
- mangelndes Selbstvertrauen und Vertrauen in das Leben

Empfindungen, Vorlieben

• Essen	➔ gerne Kohlehydrate und Fleisch
• Wärme/Kälteempfinden	➔ neigen zum Frieren
• Gemüt	➔ ängstlich, unsicher
	➔ konfliktscheu, verzagt
	➔ harmoniebedürftig
Krankheiten	➔ Eiterungen, chronische Infekte
	➔ Gelenkentzündungen, Arthrose
	➔ Ablagerungen/Verhärtungen, Sklerose
	➔ Krampfadern
	➔ Bänderschwäche

Die Haut/Lippen

- viele feine Fältchen, „Krähenfüße"
- blass, dünn, schlaff, trocken feinporig
- wirkt manchmal fleckig
- feine Würfelfalten um die Augen
- Lippen sind trocken und rissig

7. Die 12 Dr. Schüssler-Salze und die ideale Ergänzung mit Pflanzen
➔ *das MinPlantiS Prinzip*

Eine neue Überlegung führte zum Ziel

Seit einigen Jahren kombiniere ich homöopathische Substanzen mit Tee und Tinkturen oder auch mit spagyrischen Essenzen. Dies gilt selbstverständlich auch für die Schüssler-Salze. Da die Schüssler-Salze einen mineralischen Ursprung haben, im Wasser meistens löslich sind, und auch die Pflanzen Mineralsalze benötigen, war mir das Dreigestirn Pflanzen – Mineralstoffe – Menschen gedanklich sehr sympathisch. Irgendwann erwachte in mir die Frage,

>...der Mensch hat einen Charakter

>...die Schüssler-Salze kennen Charakter-Typen

>...und die Heilpflanzen?

Gibt es „Typen" bei den Pflanzen?? Ich musste nicht lange suchen, und konnte die Frage mit einem klaren „Ja" beantworten. Denn was ist die Bach-Blütentherapie anderes, als Blüten die charakterlich zu Menschen passen? Da ich mit den Schüssler-Salzen einen „feinstofflichen" Ansatz hatte, wollte ich mit den Pflanzen „handfestere" Konzentrationen, ähnlich wie bei den Nahrungsmittel. Da waren die Frischpflanzen-Tinkturen meine Wahl.

So habe ich mit der sogenannten „Signaturenlehre" gezielt Heilpflanzen gesucht, die charakterlich zu den Schüssler-Salzen passen. Das heißt, gibt es Pflanzen, die *thematisch* passen? Thematisch passen heißt für mich z. B. beim Thema „Meinungen", dass es die **ganze Ebene**, *von einer labilen Festigkeit bis zu einer verhärteten Meinung umfasst.*

Oder beim Thema Ordnung:

von Unordnung bis zur perfekten Ordnung alle Ausprägungen umfasst.

Die Regel, dass wir in uns und in der Natur für alles auch einen „Gegenspieler" haben, gilt auch hier.

Am Schluss blieb die Frage, wenn die Pflanzen mit den Schüssler-Salzen zusammenpassen, gibt es auch eine Logik bei den Anwendungen? Stimmen die Indikationen? ... und nach diesem „Ja" war ich begeistert! Die Natur hält noch viele wunderbare Perlen für uns bereit, wir müssen sie nur sehen (wollen). Hinter diesen Übereinstimmungen erkannte ich ein Prinzip der Natur, das ich dann MinPlantiS „getauft" habe. Darauf hin habe ich pro Schüssler-Salz eine bis zwei passende Pflanzen gefunden.

Was heißt MinPlantiS

„Min" kommt von Mineralstoffe, „Plant" von Pflanzen, „iS" ist die Abkürzung von „im Simmental", oder auch Ideen aus dem Simmental.

Es kommt auch auf die Verarbeitung der Pflanzen an

Es ist klar, dass primär die Pflanzen und die Kombinationen stimmen müssen. Aber die beste Kombination nützt wenig, wenn die Pflanzen ihre Wirkstoffe nicht freigeben, oder wenn sie bei der Produktion zerstört werden. Wie ich im Kapitel über die Einflüsse auf die Menschen dargestellt habe, sind diese Faktoren auch bei der Heilmittelherstellung wichtig.

Folgende Faktoren beeinflussen die Qualität der Tinkturen:

- der Anbau der Kräuter
- der Zeitpunkt der Ernte

- die Menschen, die ernten und verarbeiten
- das Herstellungsverfahren
- die Lagerzeit und Bedingungen
- die Abfüllung der Tinkturen

Vielfach werden die Wirkstoffe erst mit der Verarbeitung frei. Denken wir an Knoblauch. Unverarbeitet riecht Knoblauch nur wenig. Erst durch die Pressung werden die verschiedenen Pflanzenzellen miteinander verbunden und der gesuchte Wirkstoff Allicin wird dadurch erst gebildet.

Obschon ich wohl nie alles begreifen werde, sehe ich in diesem Zusammenspiel ein großes Wirkungspotenzial, speziell im Zusammenhang mit den Schüssler-Salzen. Dass die Ernährung mit den Vitaminen eine wichtige Basis darstellt, ist für mich logisch und nachvollziehbar. Es ist die Basis, weil die Vitamine die optimale Aufnahme der Mineralsalze unterstützen.

Wie wende ich das MinPlantiS-Prinzip an?

Wenn wir eine 2er oder 3er Kombination mit Schüssler-Salz einnehmen, so überlege ich

„welches ist das zentrale, oder wichtigste Salz"?

Bei diesem Salz wende ich folgendes Prinzip an: Ich nehme die vorgeschlagenen 1-2 Tinkturen dazu oder ich nehme dieses Salz in flüssiger Form und vermische die Tinkturen mit dem flüssigen Schüssler-Salz. So haben wir nur eine Flasche, was die Einnahme erleichtert.

Wenn Sie die Tinkturen separat einkaufen, so achten Sie auf die Qualität der Tinkturen. Bei besonders hochwertiger Qualität benötigen Sie nur ca. 3 x 3–5 Tropfen pro Tag. Ihr Fachgeschäft kennt solche Qualitäten.

Bevor ich die einzelnen Schüssler-Salze und ihre Wirkungen in einer Kurzform darstellen will, möchte ich die Rubriken wie „Leitgedanken", oder „Funktion" erklären.

Erklärungen zu wichtigen Begriffen

Leitgedanken:

Die Leitgedanken sind eine Art „Wegweiser" für das Salz. Man könnte auch sagen, unter diesem „Titel" wirkt das Schüssler-Salz. Sie stellen auch eine Art „Wirk-Prinzip" dar.

Funktion:

Dr. Schüssler hat sich ja nie primär auf die einzelnen Organe konzentriert, sondern darauf, was die Salze im Körper „machen". Wo und für welches Organ diese Funktion gebraucht wird, war nicht primär.

Hauptwirkung:

Hier werden die Hauptfunktionen mit den entsprechenden Wirkungen aufgeführt.

Anwendungen/ Organe

Hier wird aufgeführt, welche Organe betroffen werden und welche Wirkung erwartet wird.

Kombinationen:

Da jedes Schüssler-Salz nur EINEN Stoff enthält, sind manchmal verschiedene ergänzende Salze notwendig, die kombiniert eingenommen werden. Hier sind „gängige" bewährte Kombinationen aufgeführt.

Ergänzungsmittel:

Wenn ein Organ vermehrt stimuliert wird und demnach mehr arbeiten muss, hat dies einen erhöhten Verbrauch von spezifischen Substanzen (wie Vitamine) zur Folge. Es sind die Substanzen aufgeführt, an die besonders gedacht werden muss.

Schüssler Nr. 1 Ca-Fluor. D 12

Leitgedanken:	• macht Weiches hart und Hartes weich • Stabilität bei starken Gegensätzen
Funktion:	• es ist ein Elastizitätsmittel • Baumaterial für *alle HÜLLEN!!!*
Hauptwirkung:	• bildet Baumaterial für die HÜLLEN • Keratinbildung
Organe:	• Haut • Sehnen, Bänder, Blutadern • Zähne (Zahnschmelz) • Knochen → *Umhüllung* → *Bandscheiben* • Drüsen
Anwendungen:	• hilft bei Trockenheit und Elastizitätsverlust der Haut • unterstützt Behandlung von Halux, Senkfüßen und Überbeinen • fördert die Elastizität der Gefäße, wirkt bei: -> Hämorrhoiden, Bluthochdruck • härtet den Zahnschmelz • stützt Behandlung des grauen Star = Bindegewebe
Ergänzungsmittel:	• Vitamin A, Eisen, Zink, Jod • essenzielle Fettsäuren

Kombinationen:	• fürs Bindegewebe, Schüssler Nr. 1 + 2 + 11
	• Elastizität der Haut: Schüssler Nr. 1 + 11
	   -> auch äußerliche Anwendung Body Lotion mit Pflanzen
	   -> 1 + 11 Lippenstift und Salben

Schüssler Nr. 1 Ca-Fluor. D 12

Das Schüssler-Salz Nr. 1 kann ideal mit folgenden Pflanzen ergänzt werden: (Prinzip MinPlantiS)

- Schachtelhalm
- Hopfen

Gemeinsame Themen der Pflanzen und Schüssler-Salz Nr. 1 im Vergleich zu den Menschen

• Festigkeit	Verhärtung und Weichheit
• Strukturen	klare Gliederungen, aber auch Mangel
• Gemüt	Schutz durch Rückzug

Charakter Schüssler-Typ Nr. 1:

- neigt zu labiler innerer Festigkeit, und verhärteten Meinungen
- hat Ideen, führt sie nicht aus, mangelnde Entschlusskraft
- will immer gut dastehen, Sorge um das eigene „Image"

Charakter Schachtelhalm:

- beschränkt sich auf das absolut Notwendige
- verkörpert klare Gliederung und Struktur des Denkens
  -> aber genau auch das Gegenteil = unklares Denken
- hat Mangel an Ordnungssinn

Charakter Hopfen:

- schützt sich vor störenden Einflüssen durch Rückzug
  -> das Gemüt wird zufriedener und leichter
- ist darauf eingerichtet Ideen umzusetzen
- ist tagsüber schläfrig und nachts wach

Anwendungs-Erweiterungen durch Hopfen und Schachtelhalm:

Schachtelhalm:

Haut:	• Bindegewebsreinigung, hilft bei Stauungsödem
	• ist wassertreibend, leitet Gifte aus
Knochen:	• Prophylaxe bei Osteoporose

Hopfen:

Nerven	• gleicht Gegensätze aus
	• ist Stabilisator durch Entspannung und Ausgleich
	• hilft bei körperlicher Einengung durch das Alter
	-> und bei Jugendlichen durch Unterordnung

Zusammenfassung vom MinPlantiS Prinzip:
Elastizität und Stabilität bei starken Gegensätzen

Schüssler Nr. 2 Ca-phos. D6

Leitgedanken:	• ist Aufbaumittel, körperliche Stärkung • Kindermittel • Funktionsmittel fürs Bindegewebe
Funktion:	• regelt EIWEISS-Haushalt extra- und intrazellulär • Neutralisation von Säuren • fördert Zellteilung und Zellneubildung
Hauptwirkung:	• ist wichtigstes Knochen- Blut- und Zellaufbaumittel • ist „Füllmittel" im Körper • Betriebsstoff für *willkürliche* Muskeln, Energiespeicher
Organe:	• Herz, Reizleitungssystem • Blut, Muskeln • Knochen, Zähne
Anwendungen:	• DAS Kindermittel für fast ALLES • Muskelaufbau, Krämpfe! → Spannungskopfschmerzen • für Kontraktionskraft des Herzens • Blutarmut, Müdigkeit • Nervosität, Hyperaktivität
Ergänzungsmittel:	• Vitamin D, Kalzium
Kombinationen:	• Existenz gründend, Schüssler Nr. 1 + 2 • fürs Bindegewebe, Schüssler Nr. 1 + 2 + 11 • das Energiemittel, Schüssler Nr. 2 + 5 + 7

Das Schüssler-Salz Nr. 2 kann ideal mit folgenden Pflanzen ergänzt werden: (Prinzip MinPlantiS)

- Esche
- Passionsblume

Gemeinsame Themen der Pflanzen und Schüssler-Salz Nr. 2 im Vergleich zu den Menschen

• Ängste	mangelndes Vertrauen ins Leben, Ärger
• Umwandlung	wird am Anfang und am Ende des Lebens gebraucht
• Ausdauer	kann Altes nicht loslassen, Aufgaben werden mit aller Gewalt umgesetzt

Charakter Schüssler-Typ Nr. 2:

- hat mangelndes Vertrauen ins Leben, dieser Mangel kann Angst auslösen
- hat Existenzangst, Zukunftsangst, ist eher kontaktarm
- die Aufgaben werden mit aller Gewalt durchgesetzt
- hat übertriebene Zielverfolgung, geht mit Kopf durch die Wand

Charakter Passionsblumen:

- Der Mensch verändert sich immer wieder und muss daher Altes loslassen, kann dies aber nicht!
- dieser Prozess ist bei Kindern und älteren Menschen besonders ausgeprägt und löst Ängste aus
- hilft den Menschen, zu sich selbst zu finden

Charakter Esche:

- hat zähes Durchhaltevermögen, große Ausdauer und Geduld
- kann sich abschotten für Zielerreichung
- wenn der die Ziele nicht erreicht, gibt es Ärger/Gram und Entzündungen

Anwendungs-Erweiterungen durch Passionsblumen und Esche:

Passionsblumen:

Herz:
- Herzschmerz, nervöse Herzbeschwerden

Nerven:
- Ausgleich bei sorgenvollen Menschen
- Unruhezustände bei Kindern und im Alter

Esche:

Aufbau:
- gibt Spannkraft, hilft bei rheumatischen Beschwerden

Zusammenfassung vom MinPlantiS Prinzip:
Auf- und Umbaumittel für junge und ältere Leute

Schüssler Nr. 3 Fe-phos. D 12

Leitgedanken:	• Notfallmittel, schnell und blitzartig
• Entzündungsmittel 1. Stufe = akute Ebene
Funktion:	• wirkt entzündungshemmend und fiebersenkend
• fördert Eisenstoffwechsel, fördert Sauerstofftransport
• neutralisiert freie Radikale
• stärkt Immunsystem
Hauptwirkung:	• hilft bei Entzündungen ALLER Art!!
• fördert Sauerstofftransport zu den Zellen
• neutralisiert zellschädigende Substanzen = Zellschutz
• hilft bei Ohrenbeschwerden, Schmerzen
Organe:	• Blut, praktisch ganzer Körper betreffend Entzündungen
• Ohren
Anwendungen:	• Fieber bis 38,5 Grad, Frösteln
• alle AKUTEN Entzündungen und Schmerzen
• Ohrenschmerzen
• Blutarmut mit zusätzlichem Eisenpräparat
• Hauptmittel für Immunsystem, bei wenig Abwehrkraft
• „Pubertätsmittel"
• Hämorrhoiden, „Beulen"
Ergänzungsmittel:	• Vitamin D, Vitamin C, Vitamin B1, B2, B 12
• Kupfer, Mangan, Kobalt

Kombinationen:
- bei Blutarmut: Schüssler Nr. 3 + 17, zusätzlich Eisen
- bei Fieber: Schüssler Nr. 3 + 5

Das Schüssler-Salz Nr. 3 kann ideal mit folgenden Pflanzen ergänzt werden: (Prinzip MinPlantiS)

- Sonnenhut
- Spitzwegerich

Gemeinsame Themen der Pflanzen und Schüssler Salz Nr. 3 im Vergleich zu den Menschen

• Entzündungen	ich reibe mich überall, heiß
• Schutz	Immunität vor zu viel hitzigen Emotionen

Charakter Schüssler-Typ Nr. 3:

- ich reibe mich überall, mich ärgert alles, heiß
- schnell Wut, Zorn, Ärger
- je besser ich bin, desto mehr bekomme ich!
- ungeduldiges Verhalten aber mangelnde Durchsetzungskraft (Pubertät)

Charakter Sonnenhut:

- hilft eine psychische Immunität gegenüber den Unvollkommenheiten im Leben aufbauen
  -> dies hilft auch dem körperlichen Immunsystem

Charakter Spitzwegerich:

- ist Konstitutionsmittel für eruptive Emotionalität, für Hitzköpfe, die sich schnell angegriffen fühlen

Anwendungs-Erweiterungen durch Sonnenhut und Spitzwegerich:

Sonnenhut:

Infekte:
- stärkt Abwehrkräfte

Wunden:
- äußerlich: fördert Wundheilung
- Schutz vor psychischen Wunden und negativen Einflüssen

Spitzwegerich:

Infekte:
- hilft bei Reizhusten und chronischer Bronchitis
- lindert Schleimhautentzündungen
- kühlt bei überhitzten Prozessen, überzieht diese mit Schleim
- stärkt die Lunge, stützt Atmung in „hitzigen" Situationen

Zusammenfassung vom MinPlantiS-Prinzip:
Hilfe bei körperlichen und psychischen akuten Entzündungen

Schüssler Nr. 4 K-chlor. D 6

Leitgedanken:	• bindet GIFTE, puffern, abfangen, neutralisieren • steuert Gefühle, 2. Entzündungsstufe (seelische Ebene)
Funktion:	• Betriebsstoff für DRÜSEN -> Leber, Milz usw. • Baumaterial der Faserstoffe →Muskel- und Nervenfasern • *sehr enge Beziehung zu Schleimhäuten!!* • steuert Gefühlshaushalt
Hauptwirkung:	• bindet freie Faserstoffe, „verdünnt" das Blut • *reinigt Schleimhäute!!!!* • *bindet* GIFTE, umhüllt diese, daher 2. Entzündungsstufe
Organe:	• Schleimhäute, Nieren, Blase • DRÜSEN • Lymphsystem
Anwendungen:	• alle Erkrankungen die mit -itis enden • Katarrhe, Asthma, Lunge, Hals, Ohren, Augen • neutralisiert GELENKSCHMIERE bei Gelenkleiden • Rheumatismus *mit Schwellungen*, Tennisellbogen • trockene Hautentzündungen, hilft bei Couperose • unterstützt Gefühlshaushalt • Begleitmittel *VOR und NACH Impfungen!!*
Ergänzungsmittel:	• Pantothensäure, Vitamin B6, Vitamin C • Magnesium, Calcium

Kombinationen:
- Hautentzündung trocken, pudrig, Schüssler Nr. 4 + 10
- Warzen mit Salbe Nr. 1, Schüssler Nr 4 + 10 einnehmen
- zum Stillen bei Müttern, Schüssler Nr. 2 + 4 + 8

Das Schüssler-Salz Nr. 4 kann ideal mit folgenden Pflanzen ergänzt werden: (Prinzip MinPlantiS)

- Rosskastanie
- Efeu

Gemeinsame Themen der Pflanzen und Schüssler-Salz Nr. 4 im Vergleich zu den Menschen

• Gefühle	hochemotional, feinfühlig, fröhlich bis ernst nicht wahrhaben wollen der Gefühle kann nicht „loslassen"

Charakter Schüssler-Typ Nr. 4:

- ist hochemotional, macht gefühlsmäßig alles überbetont
- kann nicht loslassen, klebt an „Dingen"
- will überall „lieb" sein, vergisst sich selbst! – geht bis zur Selbstverleugnung
- hochsensible Menschen, gute Berater

Charakter Rosskastanie:

- tendenziell schwermütig, trägt Verantwortung bis zur Verleugnung der eigenen Bedürfnisse
- gibt sich oberflächlich fröhlich oder übertrieben „ernst"!
- belastende Ereignisse kann er nicht loslassen, er „kaut sie wieder".

Charakter Efeu:

- Wahrnehmung der inneren Bilder und Kräfte, die man meistens fürchtet und abweist = Enge in der Brust!

Anwendungs-Erweiterungen durch Rosskastanie und Efeu:

Rosskastanie:

Gefühle:	• richtet auf bei belastenden Gefühlen
Beine:	• hilft bei venöser Insuffizienz, bis „offene Beine"
	• Schweregefühl in den Beinen
	• rheumatische Beschwerden

Efeu:

Atmung:	• löst Krampfzustände der Atmung
	• hilft bei chronischen entzündlichen Bronchialerkrankungen
	• rheumatische Beschwerden

Zusammenfassung vom MinPlantiS-Prinzip:
Bindet Gifte und fördert das Gleichgewicht der Gefühle

Schüssler Nr. 5 Ka-phos.

Leitgedanken:	• alles was mit KRAFT, Energie, und Freude zu tun hat • Antibiotikum der Biochemie → für Infekte • Nervenmittel
Funktion:	• wichtigstes ZELL-Salz für das Gehirn • stärkt die Nerven • hilft bei Infekten über einen Entgiftungsmechanismus
Hauptwirkung:	• auf das Gehirn, hilft bei permanenter Überforderung • auf die Nervenzellen, stärkend und anregend • Antibiotikum der Biochemie = Antiseptikum → Fäulnisgifte gehen in ausscheidungsfähige Stoffe über!
Organe:	• Gehirn • Nerven
Anwendungen:	• hilft bei Nervosität- Missmut, wichtiges Burn-out-Mittel • hilft bei Erschöpfung, Müdigkeit • hilft bei Schlafstörungen: „zu müde um zu schlafen" • bekämpft Infekte, Fieber über 39 Grad • bekämpft übel riechende faule Zustände • ADHS Kinder
Ergänzungsmittel:	• Vitamin D, Vitamin B1, Vitamin E • Kalium

Kombinationen:
- Burnout Mittel, Schüssler Nr. 5 + 7 + 22
- Nervenschmerzen, Ischias, Schüssler Nr. 5 + 7 + 11
- hilft Fäulnisgifte ausscheiden, Schüssler Nr. 5 + 8
- Energieschaukel, Schüssler Nr. 2 + 5 + 7
- ADHS Kinder, Schüssler Nr. 5 + 7

Das Schüssler-Salz Nr. 5 kann ideal mit folgenden Pflanzen ergänzt werden:

- Johanniskraut
- Thymian

Gemeinsame Themen der Pflanzen und Schüssler-Salz Nr. 5 im Vergleich zu den Menschen

• Einsatz	übertriebener Einsatz bis Passivität
• Nerven	Energien, Licht, Wärme
• Infekte	stinkender Schleim

Charakter Schüssler-Typ Nr. 5:

- übertriebener persönlicher Einsatz, betreibt „Raubbau"!
- man „beisst" die Zähne zusammen und ignoriert alles, Neid, Hass, Unzufriedenheit,
- die Leute sind vielfach überfordert

Charakter Johanniskraut:

- steht für Licht, erhellt Gemüt, Umwandlung in Nervenkraft

Charakter Thymian.:

- steht für Wärme, Zuwendung, Anerkennung und Aufmerksamkeit

Mein Charakter und Ich!

Anwendungs-Erweiterungen durch Johanniskraut und Tymian:

Johanniskraut:

Nerven:
- Verletzung von Körper und Seele
- Depressionen nach physischen und psychischen Verletzungen

Wunden:
- hilft bei Schnitt- und Stichwunden
- hilft bei Ischias- und Nervenschmerzen auch äußerlich

Thymian:

Infekte:
- hilft Schleim zu verflüssigen und Krankheitserreger zu bekämpfen
- Infekte mit übel riechendem Schleim
- Husten mit Schleim, den man nicht abhusten kann
- Husten durch Kälte

Zusammenfassung vom MinPlantiS Prinzip:
Energie für Nerven und Körper, wirkt gegen Infekte

Schüssler Nr. 6 Ka-sulf. D 6

Leitgedanken:	• PUTZMITTEL der Biochemie = Entgiftung des Körpers • Krankheiten im 3. Stadium = chronische Probleme! • Lebermittel, Betriebsstoff Bauchspeicheldrüse • es ist DAS Hautmittel • bei Verschleimungen mit grünem und gelbem Schleim
Funktion:	• unterstützt Zellatmung und Zellreinigung • reinigt bei Hauterkrankungen und Allergien • „Betriebsstoff" der Bauchspeicheldrüse • hilft bei Katarrhen mit grünem und gelbem Schleim
Hauptwirkung:	• fördert Zellatmung und Zellreinigung • unterstützt Leber und Bauchspeicheldrüse • hilft bei Katarrhen mit grünem und gelbem Schleim • ist Mittel für chronische Entzündungen
Organe:	• Leber, Bauchspeicheldrüse • HAUT
Anwendungen:	• wirkt gegen Hautausschläge, meist brennend • wirkt auf Schleimhäute im Magen-Darmkanal • bei Verdauungsproblemen = Lebermittel • Rheumamittel bei Stoffwechselerkrankungen → Gelenke • Mittel bei Muskelkater

Mein Charakter und Ich!

Ergänzungs- • Vitamin B12, Folsäure, Niacin, Kupfer, Trypto-
mittel: phan
              • Eisen

Kombinationen: • Ausscheidung aus Leber, Nr. 6 + 10 (aus dem Körper)
               • Schleimhäute reinigen, Schüssler Nr. 4 + 6 + 8
               • bei Sauerstoff und Atemnot, Schüssler Nr. 3 + 6

Das Schüssler-Salz Nr. 6 kann ideal mit folgenden Pflanzen ergänzt werden: (Prinzip MinPlantiS)

- Mariendistel
- Löwenzahn

Gemeinsame Themen der Pflanzen und Schüssler Salz Nr. 6 im Vergleich zu den Menschen

• Ärger	sehen das Schöne nicht
	fördert Fähigkeit, sich gegen Manipulationen zu behaupten
• Wandlung	fördert Abgrenzung und Anpassungsfähigkeit

Charakter Schüssler-Typ Nr. 6:

- hat abends Probleme mit Schmerzen oder Depressionen
- hat Lufthunger!! Platzangst, Katersymptome
- Leute kommen von draußen und schlafen ein
- Menschen können das Schöne im Leben nicht sehen, „brodelt" innerlich

Charakter Mariendistel:

- fördert die Fähigkeit, sich gegen emotionale und physische Ausbeutung und Manipulationen zu behaupten
- fördert Abgrenzung gegen „schlechte" Einflüsse

Charakter Löwenzahn:

- fördert Wandlung und Anpassungsfähigkeit in Körper und Geist

Anwendungs-Erweiterungen durch Mariendistel und Löwenzahn:

Mariendistel:

Leber:
- ist Gegenspieler von verschiedenen Lebergiften = Schutz
- fördert Regeneration bei Leberschäden
- beugt Leberschäden vor
- unterstützt Ausleitung und Entgiftung der Leber
- hilft bei akuten und chronischen Leberentzündungen

Löwenzahn:

Verdauung:
- hilft bei Stauprozessen in der Leber, unterstützt Ausleitung
- unterstützt Bauchspeicheldrüse

Rheuma:
- unterstützt Ausleitung bei Rheuma, Gicht

Haut:
- unterstützt Ausleitung bei Hauterkrankungen

Zusammenfassung vom MinPlantiS Prinzip:
„ALLES was über die Leber kriecht und seine Folgen"

Schüssler Nr. 7 Mg-phos. D 6

Leitgedanken:
- DAS Nervenmittel
- wirkt sofort

Funktion:
- Übertragung von Nervenimpulsen auf Muskeln und Nerven wird gedämpft (Herzmuskel, Schlafförderung)
- Betriebsmittel für *unwillkürliche* Tätigkeiten der Muskulatur
- reguliert die hormonellen *Steuerungen*!!

Hauptwirkungen:
- mildert Erregbarkeit des vegetativen Nervensystems durch Dämpfung der Nervenimpulsübertragung
- regelt die unwillkürlichen Abläufe im Körper

Organe:
- Nerven
- Drüsen, Sinusknoten
- Herz
- Lymphsystem
- Knochen, Muskeln

Anwendungen:
- bei Herzrhythmusstörungen, Herzenge, Herzneurose
- entspannt bei Krämpfen und Koliken
- ist Antistressmittel, hilft bei Migräne
- Diabetikermittel durch Regulation des Cholesterin
- unterstützt bei Wechseljahrbeschwerden
- ist Türöffner bei der Geburt

Ergänzungsmittel:
- Vitamine: B1, B2, B6 und A
- Magnesium

Schüssler Nr. 7 Mg-phos. D 6

Kombinationen:
- Nerven- und Ischias-Schmerzen, Schüssler Nr. 5 + 7 + 11
- Energieschaukel, Schüssler Nr. 2 + 5 + 7
- Sportgetränk, Schüssler Nr. 3 + 5 + 7

Das Schüssler-Salz Nr. 7 kann ideal mit folgender Pflanze ergänzt werden:

- Storchenschnabel

Gemeinsame Themen der Pflanze und Schüssler-Salz Nr. 7 im Vergleich zu den Menschen

• Nerven	keinen Platz für Großzügigkeit und Gelassenheit Minderwertigkeitsgefühle gespalten zwischen grob- und feinstofflichem Körper	

Charakter Schüssler-Typ Nr. 7:

- Gelassenheit und Großzügigkeit keinen Platz geben können
- nicht loslassen können
- Minderwertigkeitsgefühle, Angst vor einer Blamage
- Verspannung vieler Perfektionisten

Charakter Storchenschnabel:

- führt feinstofflichen Körper mit grobstofflichem Körper zusammen (wurden getrennt durch traumatische Erlebnisse und Nervenprobleme)

Anwendungs-Erweiterungen durch Storchenschnabel:

Storchenschnabel:

- in dieser Kombination ist es **das beste Notfallmittel!**
- super Antistress- und Nervenmittel auch nach Trauma
- bei Gedächtnis- und Bewusstseinsstörungen durch Trauma
- hilft bei Drüsensteuerung und Drüsenschwellungen
- aktiviert und entgiftet *Lymphsystem*
- unterstützt Körper bei Lähmungen nach Zeckenbissen
- unterstützt Körper bei nervösen Herzstörungen

Zusammenfassung vom MinPlantiS Prinzip:
Es ist das Notfall-, Nerven- & Schockmittel und mehr!

Schüssler Nr. 8 Na-Chlor. D 6

Leitgedanken:	• Wasserhaushalt, *Mittel für den Fluss des Lebens!* (sehr wichtig für nicht durchblutete Stellen!)
Funktion:	• Steuert Wasserhaushalt und osmotischen Druck • reguliert Säure / Basen-Gleichgewicht
Hauptwirkungen:	• besorgt Stoffwechsel für nicht durchblutete Organe • für Sehnen, Bänder, Knorpel, Augen • bildet Knorpelgewebe und Gelenkschmiere • bindet Schleim und bildet damit Schleimhäute
Organe:	• Knorpel, Bänder, Sehnen, Gehirn und Augen • Haut, Lunge • Blut
Anwendungen:	• Blutdruck Regulierung über Steuerung Wasserhaushalt • wirkt gegen nässende, juckende Hautausschläge • hilft bei Überempfindlichkeitsreaktionen wie Allergien, Heuschnupfen, Bienengift und Schuppen • Verstopfung / Durchfall: stellt Gleichgewicht her • Hämorrhoiden • Migräne • wässriger Schnupfen
Ergänzungsmittel:	• Vitamin B2

Kombinationen:
- Blutmittel, Schüssler Nr. 3 + 8
- für Gehirnzellen im Alter, Schüssler Nr. 2 + 5 + 8
- für Na + K – Pumpe, Schüssler Nr. 2 + 5

Das Schüssler-Salz Nr. 8 kann ideal mit folgenden Pflanzen ergänzt werden: (Prinzip MinPlantiS)

- Lavendel
- Birkenblätter

Gemeinsame Themen der Pflanzen und Schüssler-Salz Nr. 8 im Vergleich zu den Menschen

• Leben/Tod	vereinigt Gegensätze von Anfang und Ende
• Nerven	Stärkung in schwierigen Situationen

Charakter Schüssler-Typ Nr. 8:

- hat fixierte Bilder, Vorurteile, ich weiß wie's geht!
- wollen anderen Wünsche erfüllen, die diese evtl. nicht haben
- schmollender Typ → von Dir will ich nichts mehr, Vorwurf: Du schätzt nicht, was ich für DICH getan habe!
- traurig, weinerlich, „hat nahe am Wasser gebaut"

Charakter Lavendel:

- hat die Kraft Menschen aufzurichten, und die Seele zu öffnen
- bringt seelische Klarheit und innere Ruhe.
- lenkt das Bewusstsein auf Situationen, die zu bereinigen sind
- unterstützt Menschen, die immer wieder seelische Krisen erleben und mit schwachem Lebenswillen.
- führt Menschen über Hindernisse und durch Schwierigkeiten

Charakter Birke:

- vereinigt die Gegensätze, auch von Leben und Tod
- hilft bei matten und überschwänglichen Gefühlen
- unter dem Einfluss der Birke werden die Harmonien des Lebens, wie Farben, Töne und Düfte gesehen
- steht für den Fluss des Lebens

Anwendungs-Erweiterungen durch Lavendel und Birke:

Lavendel:

Nerven: • beruhigt, entspannt Menschen in Übergangssituationen

Birke:

Nieren: • hilft bei Entzündungen der ableitenden Harnwege

Rheuma: • unterstützt Rheumabehandlungen, ist wassertreibend

Zusammenfassung vom MinPlantiS Prinzip:
Ist Mittel für den Fluss des Lebens, das ins Stocken geraten ist

Schüssler Nr. 9 Na-phos. D6

Leitgedanken:
- Neutralisation der Säuren
- Regulation des Fettstoffwechsels

Funktion:
- Säuren werden neutralisiert
- reguliert Fettstoffwechsel über Verseifungsprozess
- schützt Lymphsystem vor zuviel Säuren

Hauptwirkung:
- Neutralisation der Säuren in 3 Bereichen:
  1. Körperflüssigkeiten: Blut, Lymphe, Verdauungssäfte
  2. Gewebe: Muskel, Knorpel, Sehnen
  3. Zellflüssigkeit -> Zwischenzellflüssigkeit
- reguliert Fettstoffwechsel, schützt vor Überfettung

Organe:
- Nieren, Blase
- Bindegewebe
- Lymphsystem
- Blut, Gehirn, Muskeln

Anwendungen:
- DAS Rheumamittel, bei chronischen Entzündungen
- Gicht, Muskelschmerzen
- Fettleibigkeit, alle „Steine" im Körper
- Lymphdrüsen
- Sodbrennen
- Akne, Pickel, Eiter, Analentzündungen

Ergänzungsmittel:
- Vitamin B1, Vitamin A, Magnesium

Kombinationen:
- das Rheuma DUO, Schüssler Nr. 9 + 10 eventuell + Nr. 8
- bei „Magenbrennen", Schüssler Nr. 9 + 23

Das Schüssler-Salz Nr. 9 kann ideal mit folgenden Pflanzen ergänzt werden: (Prinzip MinPlantiS)

- Salbei
- Brennessel

Gemeinsame Themen der Pflanzen und Schüssler Salz-Nr. 9 im Vergleich zu den Menschen

Prinzipien	Gegensätze zwischen Prinzipientreue und Offenheit für menschliche Wandlungen

Charakter Schüssler-Typ Nr. 9:

- Leute sind gleich „sauer", gereizt, aber auch Sanftmut!
- Festhalten an Prinzipien und Zukunft gestalten
- Grundsatztreue und Neues integrieren

Charakter Salbei:

- stützt die Offenheit, die menschlichen Wandlungen und Veränderungen sowie neue Impulse zu vollziehen

Charakter Brennessel:

- hilft das Alte, Verbrauchte zu entfernen
- fördert den Willen, die Führung im eigenen Leben zu übernehmen.
- hilft erstarrte Strukturen aufzubrechen

Anwendungs-Erweiterungen durch Salbei und Brennessel:

Salbei:

Rheuma:	• hilft bei rheumatischen Beschwerden
Darm:	• hilft bei Entzündungen der Darmschleimhaut
Nerven:	• wirkt schweißhemmend bei Wechseljahrbeschwerden und psychosomatisch bedingter Schweißbildung

Brennessel:

Rheuma:	• wirkt „blutreinigend", ist damit Basistherapeutikum bei Rheuma, Gicht und Allergien
	• hilft bei Stoffwechselerkrankungen durch Fehlernährung
Blut:	• unterstützt Behandlung bei Blutarmut, enthält Eisen

Zusammenfassung vom MinPlantiS Prinzip:
löst Erstarrungen, Hilfe bei Rheuma

Schüssler Nr. 10 Na-sulf D 6

Leitgedanken:	• DAS Mittel für Körperentschlackung • DAS Lebermittel, bei Schadstoffdickleibigkeit
Funktion:	• Die Leber wird entschlackt • Ausscheidung aus dem Körper • unterstützt die Nieren
Hauptwirkung:	• entsorgt Stoffwechselschlacken und GIFTE
Organ:	• LEBER /Galle, Darm • Nieren • Haut
Anwendungen:	• bei *nässenden* Hautausschlägen, Flechten, • bei Hautgeschwüren, Herpes, Schuppenflechte • offene Beine, Ödem, Juckreiz • unterstützt Behandlung von Bluthochdruck • bei Leber/Gallebeschwerden, Fettsucht, (Ergänzung zu Fastenkuren) • Grüner Star
Ergänzungsmittel:	• Vitamin B 6
Kombinationen:	• Rheuma DUO, Schüssler Nr. 9 + 10, evtl. + Nr. 8 • Entgiftung nach Impfungen, Warzen, Schüssler Nr. 4 + 10 • Hautmittel, Ausschläge, Allergien, Schüssler Nr. 6 + 10 • „Katermischung", Schüssler Nr. 3 + 5 + 8 + 9 + 10

Mein Charakter und Ich!

Das Schüssler-Salz Nr. 10 kann ideal mit folgenden Pflanzen ergänzt werden: (Prinzip MinPlantiS)

- Bärlauch
- Goldrute

Gemeinsame Themen der Pflanzen und Schüssler-Salz Nr. 10 im Vergleich zu den Menschen

Macht	Unversöhnlichkeit bis Verbindung von Getrenntem
Gefühle	von „mauern" zu Verbindung

Charakter Schüssler-Typ Nr. 10:

- ANDERE sind Schuld, nur nicht ich!
- ist unversöhnlich, man „mauert", Prinzipientreue
- hat aufgestauten GROLL über Jahre hinweg
- LOSLASSEN IST DAS THEMA!!

Charakter Bärlauch:

- symbolisiert Menschen mit kraftvoller Gegenwart und Ausbreitung von Macht
- das Denken ist klar, einfach, nur auf das Ziel gerichtet

Charakter Goldrute:

- VERBINDET das GETRENNTE zu einem GANZEN!
- Fluss der Gefühle (Partnerschaft)

Anwendungs-Erweiterungen durch Bärlauch und Goldrute:

Bärlauch:
- ist mächtiger „Blutreiniger" und Nierenmittel
- löst sklerotische Tendenzen im Gefäßsystem
- überwindet Stauungs- und Verhärtungstendenzen

	• Vorbeugung von Arteriosklerose
	• Ausleitungen bei Schwermetallbelastungen
	• hilft bei chronischen Darmerkrankungen
Goldrute:	
Nieren:	• das spezifischste Nierenmittel
	• bei akuter und chronischer Nierenentzündung
Infekte:	• bei langsamer Besserung von Infektionskrankheiten

Zusammenfassung vom MinPlantiS Prinzip:
Loslassen – Entschlackung über Leber und Nieren

Schüssler Nr. 11 Silicea D 12

Leitgedanken:	• Bau und Funktion von Bindegewebe = Strukturmineral (wie Nr. 1 aber Gerüst) • Aufbau von Nervenzellen • Altersmittel der Biochemie (langfristig einnehmen)
Funktion:	• reizt Nervenendigungen, baut damit Leitfähigkeit auf • für den Aufbau von Nervenzellen • bringt „Schlacken" aus dem Körper raus
Hauptwirkung:	• festigt Haut und strafft das Gewebe • hilft bei Nervenschmerzen und Ischias • „kribbeln" im Gewebe • Eiterungen, Falten • löst Säuren im Körper, diese müssen gepuffert werden mit Schüssler Nr. 9
Organe:	• HAUT, Haare, Nägel, Knochen • Nervenbahnen
Anwendungen:	• Nervenentzündungen • Falten, Haarausfall • *geschlossene* Eiterungen • Bluterguss
Ergänzungsmittel:	• Folsäure • Kieselsäure
Kombinationen:	• Nervenmittel und Ischias, Schüssler Nr. 5 + 7 + 11 • Altersmittel, Schüssler Nr. 1 + 5 + 11 • für das Bindegewebe, Schüssler Nr. 1 + 2 + 11

Schüssler Nr. 11 Silicea D 12

Das Schüssler-Salz Nr. 11 kann ideal mit folgender Pflanze ergänzt werden: (Prinzip MinPlantiS)

- Melisse

Gemeinsame Themen der Pflanze und Schüssler-Salz Nr. 11 im Vergleich zu den Menschen

Weichheit – Milde – Harmoniesucht

Charakter Schüssler-Typ Nr. 11:

- ist immer für ALLES zuständig, immer betroffen
- hat hohe Moralvorstellungen
- großes Harmoniebedürfnis
- ist eher ängstlich und konfliktscheu, beharrt nicht auf Meinung
- hat ganz genaues Gedächtnis, auch über Jahre

Charakter Melisse:

- Besänftigung, Weichheit, Milde

Anwendungs-Erweiterungen durch Melisse:

Melisse:
- hilft bei nervösen Magen-Darmbeschwerden
- unterstützt bei psychovegetativen Herzbeschwerden
- besänftigt bei nervösen Unruhezuständen

Zusammenfassung vom MinPlantiS Prinzip:
Harmonie der Strukturen

Schüssler Nr. 12 Ca-sulf. D 6

Leitgedanken:
- löst *chronische Beschwerden*
- Durchlässigkeit des Bindegewebes
- Stoffaustausch innen und außen

Funktion:
- Drüsenaktivator, stimmt Organismus tiefgreifend um!
- *Betriebsstoff* des Bindegewebes
- Lymphentgiftung

Hauptwirkung:
- wirkt schleimlösend im HNO-Bereich
- ist ein Drüsenmittel
- hilft bei chronischen Entzündungen, Rheuma
- reguliert bei chronischen Übersäuerungen
- fördert die Ausscheidungen
- hilft bei Schockerlebnissen, Bewältigung von Traumata

Organe:
- Schleimhäute, Bindegewebe
- Lymphsystem

Anwendungen:
- löst chronische, blockierte Beschwerden
- Abszesse, Altersflecken
- hilft bei chronischen offenen Eiterungen, Schleimstau im HNO Bereich
- Lymphentgiftungsmittel
- Wenn das Leben nach Schock wieder in Fluss kommen soll

Ergänzungsmittel:
- Vitamin B 2
- Folsäure, Niacin

Kombinationen:
- Schock, Schüssler Nr. 5 + 12

Das Schüssler-Salz Nr. 12 kann ideal mit folgender Pflanze ergänzt werden: (Prinzip MinPlantiS)
- Gundelrebe

Gemeinsame Themen der Pflanze und Schüssler Salz Nr. 12 im Vergleich zu den Menschen

erstarrte Prozesse in Gang bringen Außenwelt / Innenwelt, innere Mitte finden

Charakter Schüssler-Typ Nr. 12:
- ALLES oder NICHTS-Typ
- Außenwelt – Innenwelt. Es herrscht Orientierungslosigkeit
- man fühlt sich immer draußen, nicht sich selbst
- kann keine innere Heimat finden, daraus ergibt sich Vergnügungssucht, Zerstreuung, Gruppenzwang, um innere Leere zu kompensieren

Charakter Gundelrebe:
- lange erstarrte Prozesse können in Gang kommen
- löst bewusst oder unbewusst festgehaltene Zustände
- stärkt das Vertrauen in das Leben
- weckt das Vertrauen in Selbstheilungskräfte

Anwendungs-Erweiterungen durch Gundelrebe:
- löst hartnäckige, langwierige, zehrende Krankheits-Zustände
- löst blockierte Erkrankungen der Atmungsorgane wie: Schnupfen, Bronchitis, Asthma, Rachenentzündungen
- hilft bei *Reizblase*, Nieren- und Blasenentzündungen

Zusammenfassung vom MinPlantiS Prinzip:
löst alte chronische Blockaden und deren Folgen

Die 15 Zusatzmittel

Bei diesen nachträglich gefundenen anorganischen Substanzen ist die verfügbare Datenmenge deutlich kleiner. Außerdem haben sie nicht so eine lange Tradition bei den Anwendungen. Daher beschreibe ich die Salze in Kurzform. Trotzdem haben sie einen nicht zu unterschätzenden Wert. Die Stoffe kommen nur in sehr geringen Mengen im Körper vor. Sie werden deshalb nur niedrig dosiert und meist in D 12 Potenzen abgegeben.

Dosierung: meist 2x 1 Tablette. Ausnahme Schüssler Nr. 22, bis 3x 2 Tabletten.

Nr. 13 – Kalium arsenicosum D 12

Hat eine besondere Beziehung zur Haut und wird bei chronischen, schlecht behandelbaren Hauterkrankungen gegeben.

Es wird für schwer beeinflussbare Hauterkrankungen verwendet, Erkrankungen mit heftigem Juckreiz und schleppendem Verlauf. Vielfach ergänzt mit eher trockener Haut (Neurodermitis).

Hilft zudem bei extremen Schwächezuständen mit Abmagerung. Das Mittel wirkt wie ein natürliches Dopingmittel. Mittel bei Nervenschmerzen mit Lähmungen und als Rheumamittel mit intensiven, chronischen, brennenden Schmerzen.

Nr. 14 – Kalium bromatum D 12

Dieser Mineralstoff hilft bei nervösen Störungen, wirkt beruhigend bei Schlaflosigkeit, Aufregung und innerem Druck nach gefühlsmäßiger Überforderung (= doppelte Nr. 7 von Schüssler). Einnahme, wenn Nr. 7 versagt. Möglichkeit bei ADHS Kinder.

Mittel bei Depressionen und Gedächtnisschwäche. Reguliert den Schlaf-Wachrhythmus im Körper und stärkt die Energiebalance. Wirkt stärkend und ausgleichend auf die Geschlechtsorgane.

Stimmung: Ändert ständig die Meinung.

Nr. 15 – Kalium jodatum D 12

Hat eine besondere Beziehung zur Schilddrüse. Das Salz wirkt regulierend bei Über- und Unterfunktionen. Möglichkeit bei schwierigen Stoffwechselsituationen. z.B. isst nichts und nimmt nicht ab.

Es hat zudem Wirkungen auf die Herzgefäße, das Nervensystem, Drüsen-, Fett- und Bindegewebe. Reguliert das Wachstum und den Blutdruck.

Stimmungen: niedergedrückt, weinerlich, Gefühl von Überforderung, will es perfekt machen.

Nr. 16 – Lithium chloratum

Wirkt besonders bei gichtartig-rheumatischen Erkrankungen der (kleinen) Gelenke. Vielfach sind diese noch geschwollen und neigen zu Versteifung. Hände-Deformationen. Lithium chloratum löst Gicht-Kristalle.

Lithium chloratum wird auch bei Herzklopfen, Herzzittern und Herzflattern sowie bei niedergedrückten Zuständen verwendet. Es verbessert die Immunabwehr, speziell zur Abwehr von Viren. Wirkt nervenaufbauend.

Nr. 17 – Manganum sulfuricum D 12

Hat einen wichtigen Bezug zur Bildung des roten Blutfarbstoffs Hämoglobin und wird vielfach zusammen mit Schüssler Nr. 3

gegeben. Es wird bei Blutstauungen in den Gefäßen angewendet und unterstützt die Blutgerinnung. Es ist deshalb auch ein unterstützendes Mittel bei Arteriosklerose und wird bei Schwerhörigkeit oder Taubheit verabreicht.

Stärkt das Knorpelgewebe.

Nr. 18 – Calcium sulfuratum D 12

Ist ein intensives Mittel zur Ausleitung von Schwermetallen, z.B. Quecksilber oder Blei. Es wird bei Erschöpfungszuständen mit Gewichtsverlust angewendet. Körper ist wie ein „Strich" in der Landschaft.

Nr. 19 – Cuprum arsenicosum D 12

Kupfer ist ein essenzielles Spurenelement und wichtiger Enzymbestandteil. Es hat eine Bedeutung für die Entwicklung von Jugendlichen. Der Arsenrest dieser Verbindung fördert das Zellwachstum.

Hilft bei chronisch, schießenden Kopfschmerzen (Migräne).

Es wird zudem bei Nervenschmerzen und Muskelkrämpfen eingesetzt und ist bei starken Krämpfen (Koliken) hilfreich. Hat einen positiven Einfluss bei zittrigen Zuständen. Kombination von Nr. 6, 12 und 19. Kupfer stärkt das Bindegewebe.

Nr. 20 – Kalium-Aluminium sulfuricum D 12

Wirkt besonders auf die Verdauung mit GAS-Bildungen, also bei intensivsten Blähungszuständen (Koliken) im Magen-Darm-Bereich.

Fördert die Ausscheidung von Aluminiumbelastungen. Aluminium wird zunehmend kritisch betrachtet (Aluminium in medizinischer

Crème, in Impfstoffen etc.). Fragen Sie, ob Impfungen Aluminium enthalten, und wenn ja, dann vor- und nachher eingeben.

Nr. 21 – Zincum chloratum D 12

Dieses essenzielle Spurenelement hat eine wichtige Bedeutung für alle Lebewesen. Es hat eine positive Wirkung bei Wachstumsstörungen und Knochenproblemen wie Osteoporose. Wachstumsenzyme brauchen Zink. Weiter wird es für die Bildung der Sexualhormone benötigt. Es wirkt bei belastetem Stoffwechsel und hat einen positiven Einfluss auf das periphere Nervensystem. Stärkt das Immunsystem.

Nr. 22 – Calcium carbonicum D 6 oder D 12

Hier können beide Potenzen verwendet werden; die Substanz darf auch höher dosiert werden. Calcium carbonicum ist **DIE Substanz für die heutige Zeit** mit Stress und hohen Belastungen. Sie gibt Erdung für den Körper, und ist eine Art Energiespeicher. Dieser Prozess braucht Zeit.

Nr. 22 wirkt bei allen Knochenleiden und verstärkt die Aushärtung der Knochen. Es ist das Mittel bei einem schwächlichen Körperbau, und verzögerter Entwicklung des Kindes.

Nr. 23 – Natrium bicarbonicum D 12

Es wird bei allen starken Übersäuerungen im Gewebe (z.B. Magen) eingesetzt und ist ein Mittel bei rheumatischen Erkrankungen. Dieser Mineralstoff unterstützt die Ausscheidung aller Substanzen, die über den Harn ausgeschieden werden. Hat Bezug zum Säure-Basen-Gleichgewicht, und verstärkt die Säure- Basenkuren.

Nr. 24 – Arsenicum iodatum D 12

Es wird angewendet bei heftigen allergischen Erkrankungen der Haut und Schleimhäute. Hat einen starken Bezug zu **nässenden** Ekzemen und gilt als gutes Mittel für Atemwegserkrankungen (Heuschnupfen und Asthma).

Es wird auch bei übermäßigen Abmagerungen verwendet.

Nr. 25 Aurum chloratum natronatum D 12

Ist wichtig für das zentrale Nervensystem und kann bei niedergedrückten Verstimmungen angewendet werden. Aurum ist ein sehr „weibliches" Mittel. Es hat einen engen Bezug zu den weiblichen Genitalien, und wird bei verschiedensten Unterleibsproblemen angewendet.

Nr. 25 und Knochen haben enge Beziehungen. Es kann deshalb bei nächtlichen Knochenschmerzen und degenerativen Knochenerkrankungen wie Hüftgelenksdysplasie und Arthrose angewendet werden.

Nr. 26 – Selenium D 12

Verbessert die Entgiftungsleistung der Leber. Schützt die Bauchspeicheldrüse und wird als Ergänzungsmittel bei Diabetes genommen. Dieser Stoff beeinflusst die Zellschutzfunktionen im Körper positiv.

Nr. 27 – Kalium bichromicum D 12

Beeinflusst die Reinigung und Erneuerung des Blutes und wird bei Anämie eingesetzt. Psychischer und physischer Dauerstress (auch im Sport) führt zu vermehrten Chromausscheidungen. Kalium bichromicum wird auch zur begleitenden Behandlung von Diabetes eingesetzt.

Gelüste entstehen durch Mineralstoffmangel!

Hatten Sie auch schon einmal „Hunger" nach Schokolade? Wenn ja, dann hatten Sie wohl einem momentanen Mangel an Magnesium. Verlangen nach einem Nahrungsmittel, hat vielfach auch mit einem Mangel an Stoffen zu tun.

Wenn Sie Verlangen haben nach folgenden Nahrungsmitteln:	nehmen Sie folgende Schüssler-Salze ein: (Nummern)
Alkohol	8*, evtl. 7
Bitterem	10
Einsamkeit, Flucht von Welt	5 + 8
Entspannung	8
Essen – Heißhunger	9
Essig	2 + 8
Fisch	2
Fleisch	2*, 8 + 9
frische Luft	6
geräucherter Speck	2
Kaffee	7 (als heiße 7)
Schokolade, Kakao	7
Salz	8
Mehlspeisen	9
Milch	2
Stark gewürzte Speisen	2 evtl. 8
Nikotin	7 (als heiße 7)
Nüssen	5
Saurem	4 + 7 + 8
Süßigkeiten	9

* = Hauptmittel

Anwendungen nach Indikationen

	Indikationen	Schüssler-Salz Nr.	MinPlantiS Nr.
A	Abführmittel	6 + 8	10
	Abwehrkraft → wenig		3
	Abnehmen	6 + 9	10
	Abstillen		10
	Akne	9 + 11	10
	Allergien → Haut	10	6
	Allergien innerlich → Heuschnupfen usw.	2+ 8 + 10	6
	Allergikerprophylaxe	2 + 10	
	Altern → frühzeitig	22	
	Ausschläge	8 + 10	6
	Amalgambehandlung	4 + 21 + Selenvital	10
	Ameisenlaufen → kribbeln	2 + 5 + 7 + 11 evtl. 21	
	Analentzündungen	9 + evtl. 6	
	Angina akut	3 + 4 + 10 evtl. 5	
	Angina chronisch	3 + 5 + 12	
	Antibiotikum der Biochemie		5
	Angst vor Versagen	5	7
	Adern, Blutgefäße	1	
	Aphten	4	
	Arteriosklerose	2 + 5 + 7 + 8	
	Arthritis	6 + 8 + 9	10
	Arthrose	2 + 9 + 11	
	ASTHMA, bronchial → Schleim	4 + 6	10
	Asthma Grundmittel	2 + 6	10

Anwendungen nach Indikationen

	Indikationen	Schüssler-Salz Nr.	MinPlantiS Nr.
	Asthma akut → krampfhafter Husten	2	7
	Atemnot	3 + 6	
	AUFBAUmittel	2 + 5	
	Augen, grauer Star	1	
B	Bauchspeicheldrüse Betriebsmittel		6
	Bänder	1 + 8	
	Bandscheiben-Vorfall	5	7
	Beulen		3
	Bienengift	8	
	Bindegewebe TRIO	2 + 11	1
	Blähungen	6 + 9	
	Blasenbeschwerden	3 + 8 + 9	10
	Blasenbildung → Haut	3 + 5 + 8	
	Bluterguss		11
	Blutaufbaumittel, Blutarmut	3 + 17	
	Blutdruck regulierend	8	
	Blutdruck niederer	5 + evtl. 3	
	Bluthochdruck	4 + 8 + 1	10
	Blutadern	1	
	Borreliose vorbeugend	4	10
	Borreliose, Nervenbeschwerden	5 + 11	7
	Bronchialkatarrh	6 + 10	4
	Burnout	5 + 22 + Lecithin	7
C	Cellulitis	1 + 10 + 11	
D	Darmpilz-Nachbehandlung	4	9
	Darmentzündung chron. Morbus Crohn	3 + 8	12

Mein Charakter und Ich!

	Indikationen	Schüssler-Salz Nr.	MinPlantiS Nr.
	Depressionen	2 + 7 + 22 (evtl. 16)	5
	Diabetiker	6 + 10 + 17 + 21	
	Diskushernie	1 + 8 + 11	
	Diskushernie akut	5	7
	Drüsen Betriebsstoff	4	
	Drüsen Steuerung	7	
E	Ekzeme → siehe Hautausschläge		
	Entgiftung	4 + 6 + 9 + 11	10
	Entschlackung auch mit Fastenkuren	6	10
	Entspannung → kurzfristig → hoch dosieren	7	
	Entzündungen → generell AKUT	3	
	Entzündungen → Beginn chronisch	4	
	Entzündungen → chronisch	6	
	Erschöpfung	22	
	Erkältung	4 + 10	3
F	Falscher Krupp akut	3	7
	Fehlernährung (Kinder)	9	
	Fettleibigkeit, Fettstoffwechsel	9	10
	Fibromyalgie akute Schübe	1 + 3 + 13	7
	Fibromyalgie chronisch	1 + 6 + 13	7
	Fieber, bis 38,5 Grad		3
	Fieber über 38,5 Grad	5	3
	Fieberblasen	4 + 8	10

Anwendungen nach Indikationen

	Indikationen	Schüssler-Salz Nr.	MinPlantiS Nr.
	Frostbeulen	5 + 10	
	Furunkel	9 + 10 + 11	
G	Gallenblasen-Entzündung	3 + 10	
	Geburt → Türöffner	7	
	Geburt: Gewebe-Rückbildung	2 + 3	11
	Gehirnleistung	5	
	Gelbsucht	4 + 10	6
	Gelenkleiden	4 + 10	9
	GIFTE	4 +	10
	Grippe / Fieber	5 + 10	3
H	Haare, Haarausfall	11	
	Halsschmerzen	4 + 12 evtl. 5	3
	Halux	1 + 2	
	Haut, Elastizität, Keratin	1 + 11	
	Hautausschläge → BASIS	6 + 10 + Symptome	
	Hautmittel, Erkrankungen	8 + 10	6
	Hautmittel → schwer behandelbar, intensiv	13	
	Heiserkeit	8	3
	Herz, Kontraktionskraft	2 + 5	
	Herzprobleme → Nervosität	2 + 5	7
	Herzrhythmusstörungen	7	2
	Herzenge	7	
	Heuschnupfen → akut	3 + 7 + 8 (evtl. 6!)	

Mein Charakter und Ich!

	Indikationen	Schüssler-Salz Nr.	MinPlantiS Nr.
	Hexenschuss akut	3 + 7 + 11	
	Hexenschuss chronisch	1 + 10	9
	Husten bronchial/ Schleim	6 + 10	4
	Husten → Reizhusten → kitzelt	3 + 8 → 12 = chronisch	
I	Impfungen vor u. (nachher → + Vincetoxin)	4	10
	Immunsystem stärkend	6 + 10	3
	Infekte viral	4	10
	Infekte akut	3 + 5 + 10	
	Insektenstiche	3 + 8	
	Ischias	3 + 5 + 7 heiß!	11
J	Jetlag	25	
	Juckreiz	6 + 8 + 10 + 13	
K	Kampftrio = Intensive akute Infekte	5 + 8	3
	Katarrhe alle -itis HNO Bereich	10	4
	Katarrhe → dünner Schleim	6 + 10	
	KRAFT, Freude, Energie	5	
	Krampfadern	1 + 11	4
	Krämpfe, Koliken → unwillkürliche Muskeln	7	
	Krämpfe → willkürliche Muskeln	2	
	Knochen: Aufbau	7 + 2	
	Knorpel	8	
	Kolikartige Schmerzen	19 + 20	

Anwendungen nach Indikationen

	Indikationen	Schüssler-Salz Nr.	MinPlantiS Nr.
	Kopfschmerzen	7 + 8 + 10 evtl. 19	
	Kopfschmerzen chronisch + schiessend	19	
	Kropf	15	
L	Lebermittel	10	6
	Leber Entgiftung, Gelbsucht	18	
	Lymphsystem	9 + 10	12
	Lymphentgiftung		7 + 12
M	Magenübersäuerung	9 + 23	
	Magenschleimhaut Entzündung	4 + 9	
	Masern	3 + 4 + 10 evtl. 5	
	Migräne		7
	Milchbildung	2 + 4 + 8	
	Mittelohrentzündung akut!	3➔ (hohe Dos.)	
	Mundgeruch	5 (+Blattgrün)	
	Muskelkater	3 + 9	
	Muskelverhärtung	1	
	Muskelrheuma		9
	Muskelkrämpfe	2 + 7	
N	Nägel	11	
	Nasenbluten	1 + 3 + 8	
	Narben	1 ➔ Salbe	
	Nervenschmerzen (Nerventrio)	5 + 7 + 11	
	Nerven stärkend	Lecithin	5
	Nerventrio	5 + 11	7
	Nervosität, Hyperaktivität	2 + evtl. 14	7

Mein Charakter und Ich!

	Indikationen	Schüssler-Salz Nr.	MinPlantiS Nr.
	Nervosität	2 + 7	5
	Neuralgie	5 + 7 heiß!	
	Nieren-Blasen-entzündung	3 + 4 + 8	10
	Notfallmittel	3	7
O	Ödem	8 + 10	
	Ohrenprobleme generell	3	
	Offene Beine	3 + 5 + 10	
	Organsenkungen	1 + 2 + 11	
	Osteoporose	1 + 11	2
P	Periode unregelmäßig	25	
	Pickel	9	
	Pilze: Darm/Scheide	4 + 5 + 9 + 11 Typ?	
	Pilze: Hautpilz	5 + 9 + 11	
Q	Quetschung, mit Schwellung	3 + 10	4
R	Reisekrankheit	5 + 7	
	Rheuma DUO mit chronischen Entzündungen	10	9
	Rheuma mit SCHWELLUNGEN	4 + 10 + 15	9
	Rheuma → Gelenke	6 (kl. Gel. 16!)	
S	Scheidenpilz	3 + 5 + 8 + (Teebaumöl)	10
	Scheidenpilz Nachbehandlung	4	
	Schlafstörungen → „zu müde zum schlafen"	5	
	Schlafstörungen → generell	2 + 5 + 7	

Anwendungen nach Indikationen

	Indikationen	Schüssler-Salz Nr.	MinPlantiS Nr.
	Schlafstörungen → Einschlafen	7 evtl. 14	
	Schlafstörungen → nicht Durchschlafen	2 evtl. 14	
	Schleimhäute → Erkrankungen/Reinigung	4	8
	Schnupfen: gelblich-grün, verhockt	6 + 9	
	Schnupfen: weißer Schleim fadenziehend	4	
	Schuppenflechte	6 + 8 + 11	9
	Schwangerschaftserbrechen	5	
	Schweiß /Fußschweiß	5 + 8 + 11 + Blattgrün	
	Schwindel	1 + 3 + 5	
	Schwitzen zu viel und zu wenig	8	
	Sehnen	1+ 8	
	Sehnenscheiden-Entzündung (chronisch)	4 + 8 + 11	
	Sodbrennen chronisch	4 + 9 + 23	
	Sonnenbrand	3 + 5 + 8	
	Sportgetränk	3 + 5 + 7	
	Störherde (Zähne, Nebenhöhlen)	6 + 11	
	Stress → Antistress	5	7
	Stillen der Mütter	2 + 4 + 8	
T	Tennisellbogen	6 + 10	4
U	Übelkeit	5	
	Übergewicht	6 + 9	10
	Übersäuerung des Körpers	9 + 11	

Mein Charakter und Ich!

	Indikationen	Schüssler-Salz Nr.	MinPlantiS Nr.
V	Verstauchungen	3 + 10	4
	Viren TRIO (Infekte)	4 + 10	5
	Völlegefühl (nach dem Essen)	9	
W	Wachstumsstörungen/ Entwicklungsstörungen	21	
	Wadenkrämpfe	7 heiß	
	Warzen	4 + 10 + Salbe 1	
	Wasserhaushalt	8	
	Wechseljahr- beschwerden	7 + 4	
	Wochenbett Depression	21	
	Wucherungen	4 + 10	
	Wundsein	8 + 9	
Z	Zähne, Zahnhärte	1	
	Zähne, Aufbau	2	
	Zellatmung → Zellreinigung		6
	Zellneubildung	2	
	Zeckenstiche	3 + 4 + 10	10
	Zuckerstoffwechsel- störungen	17 + 21	

Chronische Krankheiten verlangen immer auch Salz für den TYP!!

Schlusswort

Das Dasein, die Existenz, das Leben auf dieser Erde, unserem Lebensraum, wird immer mehr zum Problem. Die Menschen konsumieren teilweise ohne Verstand und Weisheit, und man macht die Erde zu seinem „Untertan". Solche Taten, die auf der einseitigen Denkweise beruhen, dass wir alles machen dürfen was wir glauben zu können, führen zu Umweltkatastrophen und Krankheiten.

Trotz besserer Kenntnisse über die Funktion des physischen Körpers und umfassender medizinischer Versorgung, nehmen die Krankheiten zu. Die Krankheiten treten unter veränderten Erscheinungen auf und die Veränderungen geschehen immer schneller, manches ist dadurch für die Ärzte nicht mehr verstehbar. Es wird immer schwieriger, entsprechende Medikamente zeitgerecht zu entwickeln. Dadurch sind die Hersteller einen Schritt zu spät, und wir werden auf unser natürliches Körper-Abwehrsystem angewiesen sein. Unser Immunsystem ist jedoch nur funktionstüchtig, wenn wir es nicht dauernd unnötig psychisch und physisch belasten. Nach Infekten wird die Regeneration immer schwieriger. Alle Bemühungen der Medizin- und Ernährungswissenschaften haben daran bisher nichts ändern können.

Viren, Bakterien, manipulierte Gene, Giftstoffe und Strahlen, die der Mensch selbst geschaffen hat, machen es schwer, den physischen Körper gesund zu erhalten.

Viele Appelle zu einer gesunden, weisen Lebensführung verhallen wirkungslos. Die wenig nachdenkenden Massen laufen denen nach, die keine großen Anforderungen an sie stellen, und umso größere Versprechen machen. Eindimensionale Parteien und clevere aber nicht weise Leute manipulieren vorläufig noch das Volk, und missachten dabei das Basisverhalten einer gesunden Gemeinschaft, nämlich Anstand und Toleranz gegenüber Menschen mit einem anderen Willen. Achtung vor den Menschen und der Gemeinschaft, sowie Anstand und Toleranz müssten die ersten Programmpunkte von jeder demokratischen Partei darstellen.

Wir Menschen sind mit einem freien Willen und Urteilskraft ausgestattet, damit wir unabhängig denken und handeln können, aber dafür auch die Verantwortung tragen.

Was den Menschen zu Menschen macht, ist der freie Wille, sonst wären wir ein Roboter. (H. Tönnies)

Umfassende – mehrdimensionale Denkmodelle über die Menschen, Krankheiten, Ernährung, Heilmittel und unsere Umwelt haben einen schweren Stand. Der Mensch muss aber seine Denkmöglichkeiten erweitern, er muss sein Bewusstsein so entwickeln, dass er fähig ist die Vielfalt der Anforderungen zu erkennen und danach zu handeln.

Jeder hat in Zukunft das Recht und die Pflicht, seine individuelle Persönlichkeit zu entwickeln, um ein nützliches Glied in der Kette der Menschheit sein zu können, und niemand darf dies verhindern.

Dies alles tönt so stolz und „lehrerhaft", aber da kommt mir die Erkenntnis von Sokrates in den Sinn. Er soll gesagt haben:

„Je mehr ich weiß, je mehr erkenne ich, dass ich wenig weiß."

Wer diese Worte begreift, versteht, dass wir nie alles wissen werden. Wir müssen von Erfahrung zu Erfahrung schreiten, und das Erleben kann zur Erkenntnis führen.

Schreiten wir von Erkenntnis zu Erkenntnis, und können diese miteinander verbinden, so gewinnen wir das Denkvermögen, das wir für die Zukunft benötigen.

Bis jetzt lebten wir im Zeitalter des Individuums. Das bedeutet, es war ein Zeitalter, in dem jeder sein eigenes Glück suchte. Bis jetzt war dies in Ordnung. Ich glaube aber, wir kommen nun in eine Zeit, wo wir an das Ganze denken müssen.

Das erreichen wir leichter, wenn wir gewohnheitsmäßig die Dinge positiv betrachten, dankbar sind für unsere ganze Umgebung und weniger herum nörgeln.

Diese grundlegenden Einstellungen tragen dazu bei, dass wir unser Leben in Liebe, Frieden und Gesundheit auf unserer Erde erfahren können. Ich wünsche Ihnen bei der Erfüllung Ihrer Aufgaben viel Erfolg.

Peter Eberhart

Literaturverzeichnis

Bilder:

Peter Eberhart, Erlenbach Otto Fuchs, Karikaturist, Bern

Biochemie:

Handbuch der Biochemie nach Dr. Schüssler
Thomas Feichtinger
Elisabeth Mandl
Susan Niedan-Feichtinger
Haug Verlag, 2006
ISBN 3-8304-7223-4

Pflanzen:

Pflanzliche Urtinkturen Wesen und Anwendung
Roger Kalbermatten
Hildegard Kalbermatten
AT Verlag,
ISBN 3-03800-220-8

Ernährung:

Diplomarbeit Manuela Brieger
Matr.-Nr. 1456768, 2004
„Die wissenschaftliche Haltbarkeit
der Theorie der „Bedarfsorientierten Ernährung" und ihre Bedeutung für die Praxis"
Hochschule für Angewandte Wissenschaften Hamburg

Fachinformation

STRATH Präparate, 2002

Tabellen:

Peter Eberhart, Erlenbach

In Balance mit Schüssler-Salzen
Sabine Wacker
Haug Verlag, ISBN 3-8304-3, 2006

Literatur Allgemein:

Wasser Kristalle,
Masaru Emoto
KOHA Verlag,
ISBN 3-936862-90-7

Das Schweigen der Steine,
Diana Cooper
Heyne Verlag, ISBN 978-3-453-70076-5

Wie oben so unten,
Doreen Virtue, 2006
KOHA Verlag,
ISBN 978-3-86728-009-9

Prof. Dr. Michael Moskowitz
Gedanken lesen,
Pendo Verlag, 2008
ISBN 978-3-86612-163-8

Newsletter
M. Southwood

Kontakt Adresse, Mail:

eberhart.drogerie@bluewin.ch
www.drogerie-eberhart.ch
info@drogerie-eberhart.ch

Bezugsquellen

MinPlantiS¨ ist eine amtlich angemeldete Marke der Drogerie Eberhart, Dro-Kosmetik GmbH, CH-3762 Erlenbach

Schweiz: Drogerie Eberhart, CH-3762 Erlenbach i.S.

Deutschland: Pestalozzi-Apotheke, Hauptstr.29, 79540 Lörrach, www.pestalozzi.de